GESETZESKUNDE

W0066817

Das **HP-Gesetz**

regelt die **Ausübung der Heilkunde
ohne Bestallung**
(ohne Arzt zu sein).

Es wurde am
17. 2. 1939
verabschiedet und stammt aus dem **RGBl. I.**

Es besagt,
daß jeder, der die Heilkunde ausüben will,
dazu
einer Erlaubnis bedarf.

Die **Ausübung** der Heilkunde
**im Sinne des Gesetzes
bedeutet
jede
erwerbs- oder berufsmäßige Tätigkeit**
zur
**Feststellung,
Heilung**
oder
Linderung
von
Krankheiten,
Leiden oder **Körperschäden** beim Menschen,
auch wenn sie
im Dienst von Dritten ausgeübt wird.
(auch Praktika)

Es ist verboten,

die Heilkunde im **Umherziehen** auszuüben,
z. B.
indem man sich ein **Nebenzimmer einer Gaststätte mietet**
oder
im **Anschluß an Vorträge** Patienten **behandelt.**

Heilkunde im Umherziehen
ist eine
Ordnungswidrigkeit
und wird mit
Geldbuße
belegt.

Desweiteren ist es verboten,

Heilkunde **ohne Erlaubnis auszuüben.**

Zuwiderhandeln wird
mit **Geldbuße**
oder **Freiheitsstrafe** belegt.

Die 1. Durchführungsverordnung (DVO)

ist vom
18. 2. 1939.

Sie besagt,
daß
nur derjenige die Erlaubnis, Heilkunde auszuüben erhält,
der
mindestens 25 Jahre alt ist,
mindestens eine **abgeschlossene Volkschulausbildung** hat,
dessen **sittlich Zuverlässigkeit** gewährleistet ist,
der **keine körperlichen**
oder
geistigen Leiden hat
oder
süchtig ist,
und
der die Prüfung besteht.

Eine Rücknahme der erteilten Erlaubnis erfolgt,
wenn im Nachhinein bekannt wird,
daß die Voraussetzungen der 1. DVO zum Zeitpunkt der Prüfung
nicht erfüllt waren.

Inhalt der Prüfung ist,
festzustellen,
daß der Prüfling

keine Gefahr für die Volksgesundheit darstellt;

Die Prüfung stellt also **keine Fachprüfung** dar.

Inhalt der Prüfung sind also **mehr**

die **Grenzen der heilpraktischen Tätigkeit:**

Gesetzeskunde,
~~Bundesseuchengesetz,~~ *Infektionsschutzgesetz*

sowie sog.

~~Volkskrankheiten~~

wie

- # Diabetes,
- # Arteriosklerose,
- # Herz/Kreislauferkrankungen etc.

Das **Gesundheitsamt** führt **Listen**
über
Personen, die mit der Pflege etc. von Kranken befaßt sind
Heilpraktiker, Krankenpflegepersonal
und achtet auf die
Einhaltung der Vorschriften.

Berufsrecht:

Der HP darf **nur akademische Grade** führen,
wenn sie
an einer **deutschen** Hochschule erworben wurden.

Er nennt sich nicht

Professor,
Spezialist,
Homöopath, etc.

Bei **Praxiseröffnung**
informiert der HP
das **Gesundheitsamt**,
das **Finanzamt**
und
seine **Berufsgenossenschaft**
(**Berufsgenossenschaft für Gesundheitsdienst und Wohlfahrtspflege, Hamburg**).

Patientenunterlagen,
Bilanzen
und
Erklärungen
müssen **10 Jahre** aufbewahrt werden,
Geschäftsbriefe und **Belege 6 Jahre**.

Der HP darf aus wettbewerbsrechtlichen Gründen keine Werbung machen.

Der HP hat **Kurierfreiheit**
(außer in Notfällen),
d. h.
er muß nicht jeden Patienten annehmen.

**Wenn der Patient einen
ärztlich notwendigen Eingriff ablehnt,
darf der HP ihn
nicht weiterbehandeln.**

Der HP hat eine
Aufklärungspflicht
gegenüber dem
Patienten
bezüglich der
vorliegenden Krankheit.

**Nur wenn zu befürchten ist,
daß die Heilung dadurch in Frage gestellt wird,
darf der Behandelnde eine Ausnahme machen.**

Heilungsversprechen
sind in jeder Form unzulässig.

Der HP hat eine **Schweigepflicht**.

Der HP darf
keine Betäubungsmittel verordnen
Ausnahme: Opium ab D 6
und Papaver somniferum ab D 4,
und er verordnet
keine verschreibungspflichtigen Arzneimittel
erst ab D4.

Dem HP ist explizit verboten:

1. ..... Ausübung der **Heilkunde im Umherziehen**
2. ..... Ausübung der **Zahnheilkunde**
3. ..... Ausübung der **Geburtshilfe**
4. ..... Indikationsstellung und vornahme eines **Schwangerschaftsabbruchs**
5. ..... Vornahme einer **künstlichen Befruchtung**
6. ..... Vornahme von **Kastrationen**
7. ..... Behandlung **übertragbarer Erkrankungen** gemäß §§ 3, 8, 45 des BSeuchG
8. ..... Untersuchung und Behandlung von **Geschlechtsorganen** und/ oder bei **Geschlechtskrankheiten**
9. ..... Anordnung und Anwendung von **Röntgenstrahlen**
10. ... Verabreichung und Verschreibung von **Betäubungsmitteln**
11. ... **Totenscheine** auszustellen, eine **Leichenschau** durchzuführen,

12. ... **Blutproben** bei **strafbaren Handlungen** zu entnehmen..

Ferner:

13. ... **Arzneimittel herzustellen und an Patienten zu verkaufen.**

MIKROBIOLOGIE

Bakterien teilt man nach der Gestalt ein in:

runde Bakterien = **Kokken**

längliche Bakterien = **Stäbchen**

und

spiralige Bakterien = **Spirillen, Spirochäten.**

Kokken, die in
Haufen
zusammenliegen heißen
Staphyllokokken.

Kokken, die in
Ketten
zusammenliegen heißen
Streptokokken.

Kokken, die in
Zweiergruppierungen
zusammenliegen heißen
Diplokokken.

Bezüglich der **Anfärbbarkeit**
unterscheidet man
nach der

Färbemethode nach Gram

gram**positive** Bakterien
und
gram**negative**.

Die grampositiven
Bakterien haben eine
dickere Zellwand.

Eine weitere **Färbemethode**
ist die

Ziehl-Neelsen-Färbung.

Der Farbstoff nach Ziehl-Neelsen
ist
durch Säure
nicht von den Bakterien **ablösbar.**

Deshalb werden die so anfärbbaren Bakterien
auch als
"**säurefest**"
bezeichnet.

Nach Ziehl-Neelsen
sind

Mykobakterien

selektiv anfärbbar.

Unterschiede von
Bakterien
(Prokaryonten)
zu
Einzellern und Tierzellen
(Eukaryonten)
sind:

1.
Bakterien besitzen
keine Zellorganellen;

2.
Bakterien besitzen
keine Kernmembran;

Die **Erbinformation** ist auf einem
einzigen ringförmigen Chromosom
gespeichert,
das frei im
Zytoplasma
liegt
(= Nukleoid; = Kernäquivalent).

3.
Zusätzliche
Erbinformationen
sind, bei Bakterien, auf
kleineren Ringen gespeichert,
den
Plasmiden.

Die
Plasmide
enthalten z B. **Informationen** über die
Spaltung
von
Antibiotika
(Vermittlung von **Resistenzen**).

Die Plasmide können:

mittels eines
Bakteriophagen
weiterverbreitet werden
(Transduktion),

als
lösliche DNA-Stücke
ins umgebende Medium
abgegeben
werden
(Transformation)

oder

in
direktem Kontakt
zwischen 2 Bakterien ausgetauscht werden
(Translation; Konjugation).

Unter **ungünstigen** (Umwelt-)**Bedingungen**
bilden Bakterien
Sporen .

Sporen
sind sehr
resistent
und haben einen
verminderten Stoffwechsel.

Stoffwechselprodukte
von **Bakterien**,
die in den **Wirtsorganimus** abgegeben werden, können
krankheitserzeugend
wirken.

Man spricht dabei von
Exotoxinen.

Ein Toxin, das im
Darm
wirkt, ist ein
Enterotoxin
(meist Exotoxin)

Bei der
Zerstörung
von
gramnegativen Bakterien
wirken
Teile der äußeren Membran
der Bakterien
ebenfalls als
Toxin.

Man nennt dieses das
Endotoxin.

Wenn
gramnegative Bakterien
in
großer Zahl zerfallen,
z. B. bei
Antibiotikatherapie,
kann die
Überschwemmung des Organismus mit **Endotoxin**
zu einem
Endotoxinschock
führen der sogenannten
Herxheimer-Reaktion.

Viren

haben
im Gegensatz zu Bakterien
keinen eigenen Stoffwechsel.

Sie
vermehren
sich dadurch, daß sie die
Organellen der Wirtszelle
für ihre Zwecke
einsetzen.

Ein Virus
enthält
Nukleinsäure
und außen eine
Hülle aus Protein.

Manche Viren
haben zusätzlich noch
eine Hülle aus
Doppellipidschichten
(Membran).

Viren können

Infektionskrankheiten

und

Tumore

hervorrufen.

Epidemiologie

ist die
**Wissenschaft vom Auftreten
übertragbarer
Erkrankungen**
(und ihrer Bekämpfung).

Die
Inkubationszeit

ist die Zeit von der **Aufnahme** der **Erreger**
bis zur Zeit der **Krankheitssymptome**.

Sie ist
krankheitsspezifisch
und deshalb
**bei jeder Erkrankung
zu lernen.**

Eine
Ansteckung
kann in den meisten Fällen bereits
während
der
Inkubationszeit
erfolgen.

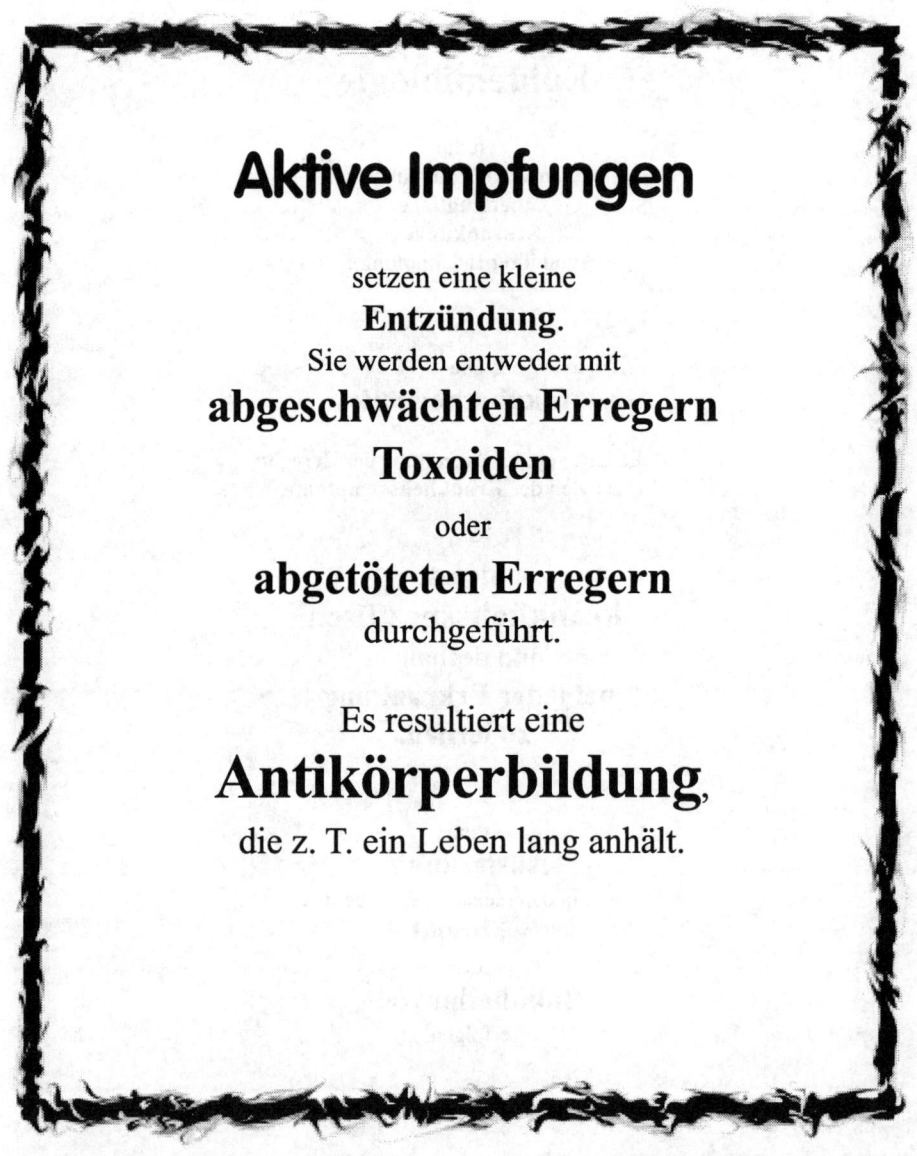

Aktive Impfungen

setzen eine kleine
Entzündung.
Sie werden entweder mit
abgeschwächten Erregern
Toxoiden
oder
abgetöteten Erregern
durchgeführt.

Es resultiert eine
Antikörperbildung,
die z. T. ein Leben lang anhält.

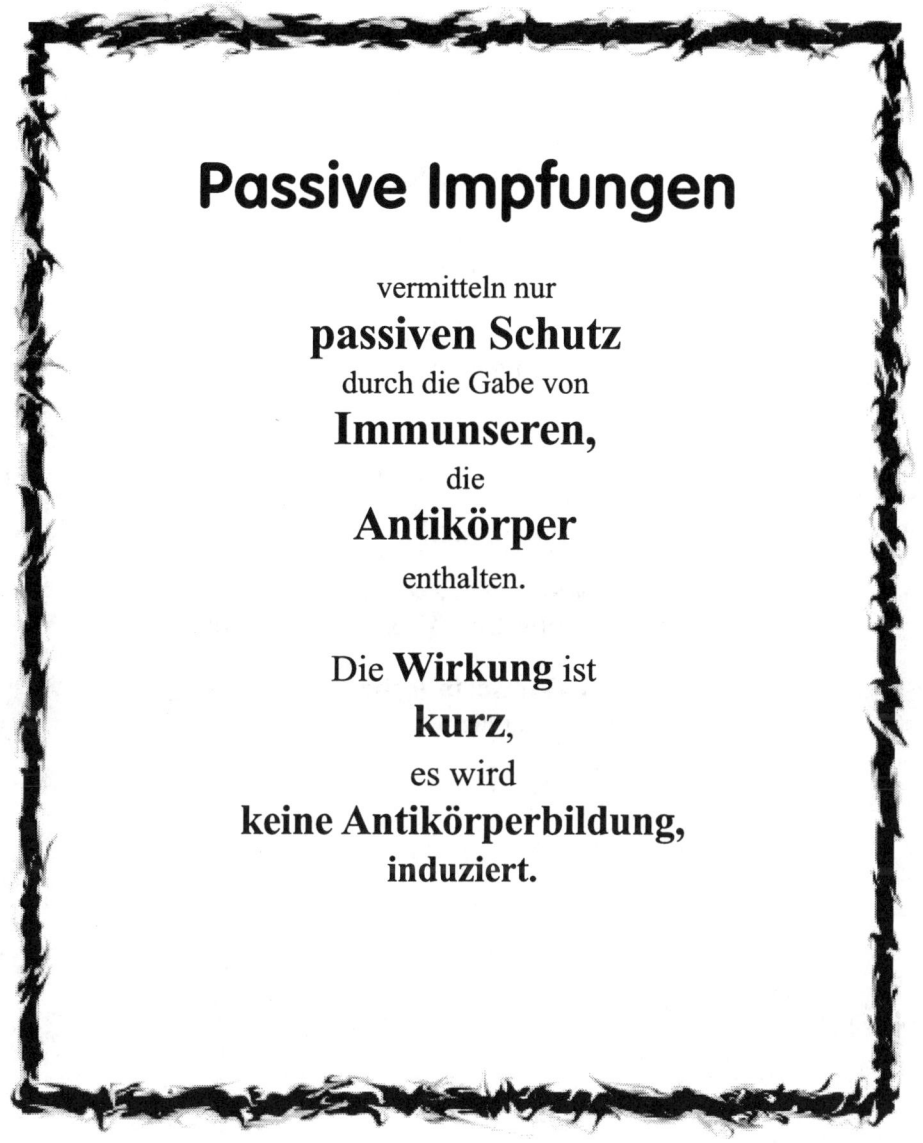

Passive Impfungen

vermitteln nur
passiven Schutz
durch die Gabe von
Immunseren,
die
Antikörper
enthalten.

Die **Wirkung** ist
kurz,
es wird
keine Antikörperbildung,
induziert.

Antibiotika,

die Bakterien
abtöten,
sind
bakterizide
Antibiotika.

Antibiotika,

die Bakterien im Wachstum
einschränken,
sind
bakteriostatische
Antibiotika.

Die Bekämpfung
übertragbarer
Krankheiten

ist im

Jufektiousschutzgesetz
~~Bundesseuchengesetz~~,

dem

Tierseuchengesetz

und dem

Gesetz zur Bekämpfung von Geschlechtskrankheiten

geregelt.

*jetzt erhestich
erweitert!
siehe updater
091 2000*

§ 2 BSeuG:

Krank
ist eine Person,
die an einer übertragbaren Krankheit
erkrankt ist.

Krankheitsverdächtig
ist eine Person,
bei der **Erscheinungen bestehen,**
die das **Vorliegen** einer bestimmten übertragbaren Krankheit
vermuten lassen.

Ansteckungsverdächtig
ist eine Person,
von der **anzunehmen ist,**
daß sie **Erreger** einer übertragbaren Krankheit **aufgenommen hat,**
ohne **krank, krankheitsverdächtig**
oder
Ausscheider zu sein.

Ausscheider
ist eine Person,
die Krankheitserreger **ausscheidet,**
ohne
krank oder krankheitsverdächtig zu sein.

Ausscheidungsverdächtig
ist eine Person,
von der **anzunehmen ist,** daß sie Krankheitserreger **ausscheidet,**
ohne
krank oder krankheitsverdächtig zu sein.

~~§ 3 BSeuG~~
Meldepflicht:

§ 6

Zu melden ist der Krankheits**verdacht**,
die **Erkrankung**
sowie **Tod** an:

Botulismus,   *siehe updater !*
Cholera,
Enteritis infectiosa,
Fleckfieber,
Lepra,
Milzbrand,
Ornithose,
Paratyphus A,B und C,
Pest,
Pocken,
Poliomyelitis,
Rückfallfieber,
Shigellenruhr,
Tollwut,
Tularämie,
Typhus abdominalis,
virusbedingtem hämorrhagischen Fieber.

Zu melden ist jeder
Ausscheider
von:

Choleravibrionen,
Salmonellen
und
Shigellen.

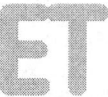

! siehe

Zu melden ist die
Erkrankung
sowie der
Tod
an:

angeborener Zytomegalie,
angeborener Listeriose,
angeborener Lues,
angeborener Toxoplasmose,
angeborenen Röteln,
sowie Brucellose,
Diphtherie,
Gelbfieber,
erworbene Formen des
Creutzfeld-Jakob- und des Gerstmann-Sträussler-Scheinker-Syndroms,
Leptospirose,
Malaria,
Meningitis/Encephalitis,
Q-Fieber,
Rotz,
Trachom,
Trichinose,
Tuberkulose (aktive Form),
Virushepatitis,
Gasbrand
und Tetanus.

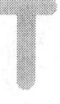

Zu melden ist der
Tod
an:

Influenza,
Keuchhusten,
Masern,
Kindbettfieber,
Scharlach.

adater !

Zu melden ist jeder
Ausscheider
von:
Choleravibrionen
Salmonellen
und
Shigellen

Zu melden ist die **Verletzung** eines Menschen

durch ein **tollwutkrankes** oder -**verdächtiges** Tier,
sowie die

Berührung
eines solchen Tieres oder Tierkörpers.

§8 JfSG

§ 4 BSeuG:

Zur Meldung verpflichtet sind
(in der Reihenfolge):

Arzt oder Tierarzt,
jeder mit der
Pflege
oder
Behandlung
Kranker
berufsmäßig Beschäftigte
(Krankenschwester, HP),
die **Hebamme,**
auf Schiffen der
Kapitän,
sowie
Leiter von **Heimen**
etc.

Die Meldung hat spätestens
innerhalb von 24 Stunden
an das
zuständige Gesundheitsamt
zu erfolgen.

§ 24

§ 30 BSeuG:

regelt die
Tätigkeit des HP's

Alle im
§ 3
und im
§ 45
aufgeführten Krankheiten darf
nur der Arzt
behandeln.

Außer den bereits aufgeführten Krankheiten des § 3
betrifft diese Regelung:

Röteln,
Impetigo contagiosa,
Läuse,
Krätze,
Mumps,
und
Windpocken
aus dem § 45.

! Siehe updater !

Das Gesetz
zur
Bekämpfung von Geschlechtskrankheiten
besagt, daß
Geschlechtsorgane nur vom **Arzt**
behandelt und **untersucht** werden dürfen.

"Geschlechtsorgane"
im Sinne dieses Gesetzes sind die
primären Geschlechtsorgane;
die weibliche Brust ist ein
sekundäres Geschlechtsmerkmal.

Die Urethra und Blase gehören **nicht** zu den Geschlechtsorganen.

Die Geschlechtskrankheiten sind:

Syphilis
Gonorrhoe
Ulcus Molle
Lymphogranulom venerum

Bei **AIDS** erfolgt eine anonyme Meldung des untersuchenden
Labors
Labormeldeverordnung

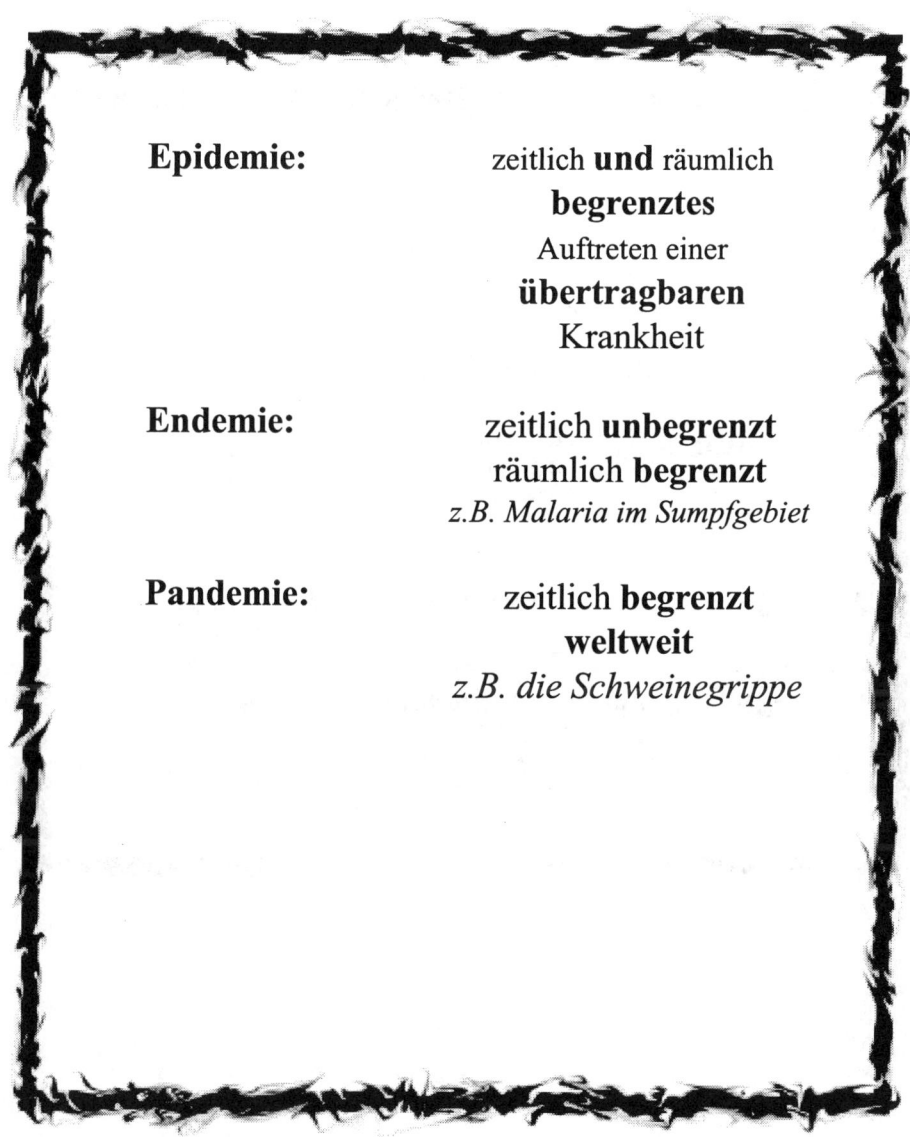

Epidemie: zeitlich **und** räumlich
begrenztes
Auftreten einer
übertragbaren
Krankheit

Endemie: zeitlich **unbegrenzt**
räumlich **begrenzt**
z.B. Malaria im Sumpfgebiet

Pandemie: zeitlich **begrenzt**
weltweit
z.B. die Schweinegrippe

Inzidenz: Anzahl der **Neuerkrankungen**
pro Zeiteinheit, pro Bevölkerungszahl

Prävalenz: Bestand der **Erkrankten**
*pro Bevölkerungszahl zu einem
bestimmten Zeitpunkt*

Morbidität: Anzahl der **Erkrankten**
pro Bevölkerungszahl

Mortalität: Anzahl der **Verstorbenen** *pro Bevölkerungszahl*

Letalität: Anzahl der **Verstorbenen** *bezogen auf
100 Erkrankte
Prozentzahl*

Beispiel:

Das **Gesundheitsamt**
veröffentlicht **Listen**
über die
meldepflichtigen
Erkrankungen.

Meist bezieht sich der
Beobachtungszeitraum
auf
ein Kalenderjahr.

Angenommen in Beobachtungszeitraum 1. 1. 92 bis 1. 1. 93
traten von einer Krankheit 4 Fälle auf
damit ist die Inzidenz = 4.

Am 1. 1. 92 waren bereits 2 *Krankheitsfälle bekannt*
damit ist die Prävalenz = 2.

Am 1. 1. 93 sind damit insgesamt 6 Krankkheitsfälle *gemeldet* worden
damit ist die Morbidität = 6.

Von den 6 Erkrankten ist *keiner* an der Infektionskrankheit *verstorben*
damit ist die Mortalität = 0.

Die Letalität berechnet sich aus dem Verhältnis *Verstorbener/Erkrankter*
damit ist die Letalität = 0%.

Sterilisation

Die Sterilisation bedeutet das
Abtöten
von
Bakterien und Sporen,
und das
Inaktivieren von Viren,
bzw. ihre
vollständige Entfernung.

Allgemeine
Fehlerquellen
bei der Sterilisation:

das
Sterilisationsgut
ist
zu trocken,
oder
zu schmutzig
(Krusten).

Die gesamte **Sterilisationszeit** teilt sich auf in:

Die Anheizzeit

ist die Zeitspanne, die benötigt wird, um den
Sterilisatior
auf die
Sterilisationstemperatur
zu bringen.

Die Ausgleichzeit

ist die Zeit, die benötigt wird, um diese Temperatur
auch im Innern des Sterilisationsguts
zu erhalten.

Die Abtötungszeit

ist die Zeit, die benötigt wird, um die
Mikroorganismen
abzutöten;
sie ist zusammengesetzt aus der
Einwirkzeit
und einem
Sicherheitszuschlag.

Heißluftsterilisation:

180 'C, Dauer 60 Min. ohne Luftumwälzung
oder
180 'C, Dauer 30 Minuten mit Luftumwälzung.

Dampfsterilisation:

134 'C, 3 bar (2 atü), 5 Minuten
oder
120 'C, 2 bar (1 atü), 30 Minuten

chemische Sterilisationsverfahren:

Äthylenoxid
(kanzerogen, allergisierend, giftig)
Formalin
Halogene,
Ozon,
Peroxide

Strahlung:

β - und γ-Strahlen

Sterilfiltration

Die **Überprüfung** eines
Sterilisators
erfolgt mittels
Sporenpäckchen.

Desinfektion:

Desinfektionsverfahren
reduzieren
die
Keimzahl.

feuchte Hitze: einige Minuten erhitzen auf 80 - 100°C

UV-Strahlen: Luftsterilisation
nicht in Säuglingsstationen

Alkohole: Äthanol 80%
Isopropanol 70%
Propanol 60%
besonders zur
Händedesinfektion

Aldehyde: für Flächendesinfektionen
Formalin

Metalle: Hg, Cu, Ag und Zn

Halogene: Fluor, Jod, Chlor und Brom

Oxidantien: Ozon, Wasserstoffsuperoxid,
Kaliumpermanganat etc.

Desinfektionsverfahren:

chirurgische Händedesinfektion:	waschen, dann Alkohol 5 Minuten einwirken lassen
hygienische Händedesinfektion:	Alkohol 30 Sekunden einwirken lassen, dann ev. waschen
Stuhl, Sputum, Urin:	kochen, Phenole
Flächen- und Scheuerdesinfektion	Tenside und Phenole **2-Eimer Methode!**
Instrumente:	● **erst desinfizieren** ● unter fließendem Wasser bürsten ● **dann sterilisieren**
Wäsche:	60°C + Vorwäsche oder mit Chlor spülen
Wasser:	● Sterilfiltration ● Ozon ● bestrahlen ● kochen

INFEKTIONS-
KRANKHEITEN

! Siehe updates !

Kursiv geschriebene Krankheiten fallen unter das Behandlungsverbot nach § 45 BSeuG,

Fettgeschriebene Krankheiten fallen unter das Behandlungsverbot nach § 3 BSeuG.

unterstrichene Krankheiten fallen unter das Behandlungsverbot nach dem **Gesetz zur Bekämpfung von Geschlechtskrankheiten.**

Staphylokokkus aureus	gram +, Kokkus		1. Furunkel, Karbunkel 2. Mastitis 3. *Impetigo contagiosa* 4. **Gastroenteritis-VET** 5. Lyell-Syndrom
Streptokokken	gram +, Kokkus	2 - 5 Tage, Tröpfchen	1. Tonsillitis 2. **Scharlach** (Himbeer-, Erdbeerzunge, Exanthem; Komplikationen: akutes rheumatisches Fieber, Glomerulonephritis) - T 3. *Impetigo contagiosa* 4. **Kindbettfieber - T** 5. Lobärpneumonie
	Diplokokken		

Neisseria gonorrhoeae	gram - , Diplokokken	2 - 5 Tage, venerisch	Gonorrhoe, Tripper (Brennen beim Wasserlassen; Komplikationen: Sterilität, Eileiterschwangerschaft)
Neisseria meningitidis	gram - , Kokkus	2 - 4 Tage, Tröpfchen	**Meningitis** Komplikationen: Waterhouse-Fridrichsen-Syndrom - ET
Salmonella typhi, paratyphi A, B, C Vorkommen: S. typhi und paratyphi B: weltweit; **S. paratyphi A :** Subtropen, **S. paratyphi C:** Mittelmeer)	gram - , Stäbchen	1 bis 3 Wochen (ca. 14 Tage), fäkal-oral, indirekt	**1. Typhus, Paratyphus** - Angina - treppenförmiger Fieberanstieg - Kontinua-Fieber, Roseolen, erbsbreiförmiger Stuhl (Komplikationen: Perforation, Dauerausscheider, Spätabszesse) - VET **2. Gastroenteritis - VET**
Shigellen	gram - , Stäbchen	1 - 7 Tage, indirekt - peroral	**Shigellenruhr** (blutig-wässriger Durchfall, wenig Fieber; Komplikationen: Ausscheider) -VET
Yersinia pestis	gram - , Stäbchen	2 - 5 Tage, Rattenflöhe	1. **Beulenpest - VET** 2. **Lungenpest, Pestsepsis** (tödlich)-**VET**
Vibrio cholerae	gram-, Stäbchen	1 - 6 Tage, indirekt - peroral	**Cholera** (Intoxikation, reiswasserähnlicher Stuhl) - VET

Hämophilus ducreyi	gram -, Stäbchen	1 - 5 Tage, venerisch	Ulcus molle (weicher Schanker)
Legionella pneumophila	gram -, Stäbchen	2 - 10 Tage	Legionellose (Erreger sitzt in Brausenköpfen, Klimaanlagen, etc.)
Pseudomonas mallei	gram -, Stäbchen	3 - 5 Tage	**Rotz - ET**
Brucella abortus, B. melitensis, B. suis	gram -, Stäbchen	10 - 30 Tage, Kontakt mit infiziertem Tier oder Tierprodukt	1. **Maltafieber** (Ziegen), 2. **M. Bang** (Rinder), 3. **Schweinebrucellose** (Kennzeichen: undulierendes Fieber) - **ET**
Mykobakterium tuberkulosis, M. bovis	gram +, Stäbchen; selektiv anfärbbar nach Ziehl-Neelsen	2 - 6 Wochen, Tröpfchen	**Tuberkulose** (Bildung von Granulomen mit zentraler Verkäsung = Tuberkel) - **ET**
Mykobakterium leprae	gram +, Stäbchen; Ziehl-Neelsen-Färbung	Monate bis Jahre, enger Kontakt, Nasenschleim	**Lepra** (Löwengesicht) - **VET**
Borellien	gram -, Stäbchen	5 - 8 Tage, Läuse oder Zecken	**Rückfallfieber, VET** (undulierendes Fieber) **M.Lyme** (Meningitis möglich) - **ET**

Erreger	Morphologie / Diagnostik	Inkubation / Übertragung	Krankheit
Treponema pallidum	gram -, Spirille, läßt sich nicht kultivieren; TPHA-Test, FTA-Abs-Test	2 - 5 Wochen, venerisch	Lues 1: Primäraffekt = harter Schanker, schmerzloses Ulkus; Lues 2: Roseolen, Condylomata lata; Lues 3: Gummen, Aortitis; Lues 4: Tabes dorsalis, progressive Paralyse, reflektorische Pupillenstarre nach Argyll-Robertson; **angeborenen Lues:** (Sattelnase, Blasen an Händen und Füßen oder Hutchinson-Trias: Keratitis, Innenohrschwerhörigkeit, Tonnenzähne) - **ET**
Leptospiren	gram -, Stäbchen	7 - 14 Tage, indirekt, über Mäuse und Ratten	**M. Weil, Canicola-Fieber, Feldfieber** (Dromedarfieberkurve) - **ET**
Bordetella pertussis	gram -, Stäbchen	10 - 14 Tage, Tröpfchen	**Keuchhusten** (Intoxikation) - **T**
Francisella tularensis	gram -, Stäbchen	2 - 8 Tage, Kontakt mit Tieren oder Tierparasiten	**Hasenpest - Tularämie - VET**
Listerien	gram +, Stäbchen		Schwangeren-, Neugeborenenlisteriose (Meningitis, Encephalitis) - **ET**

Erreger	Eigenschaft	Inkubation / Übertragung	Krankheit
Corynebakterium diphtheriae	gram +, Stäbchen	3 - 5 Tage, Tröpfchen	**Diphtherie** (Pseudomembranen, süßlicher Mundgeruch; Komplikationen: M. Croup = Kehlkopfdiphtherie; Herz, Niere, Nerven) - ET
Bacillus anthracis	gram +, Stäbchen	2 - 3 Tage, Tierkontakt	**Milzbrand - VET**
Clostridium perfringens (obligat anaerob)	gram +, Stäbchen	4 Std - 4 Tage, Wundinfektion	1. **Gasbrand - ET** 2. **Gastroenteritis - VET**
Clostridium tetani (obligat anaerob)	gram +, Stäbchen	3 Tage - 4 Wochen, Wundinfektion	**Wundstarrkrampf - Tetanus** (je kürzer die Inkubationszeit, desto schlechter die Prognose; Trismus, Risus sardonicus, Krämpfe) - ET
Clostridium botulinum (obligat anaerob, in Dosen, Pasteten)	gram +, Stäbchen	4 - 48 Std., Nahrungsmittel-intoxikation	**Botulismus** (Intoxikation Doppelbilder, Mundtrockenheit, Schluckstörungen; Gift wird durch 15min. Kochen inaktiviert.) - VET
Rickettsia prowazecki	gram -, Stäbchen	10 - 15 Tage, Kleiderlaus	**Fleckfieber - VET**
Coxiella burneti (Rickettsia burneti)	gram -, Stäbchen	10 Tage, Tiere	**Q-Fieber (Pneumonie) - ET**

Chlamydia trachomatis	gram -, Stäbchen	1 Woche - 1 Jahr	1. **Trachom - ET** 2. Lymphogranuloma venerum
Chlamydia psittaci	gram - Stäbchen	7 - 14 Tage Vogelkot	**Ornithose - VET** (Pneumonie)
Candida albicans	Pilz	Opportunist	Krankheit heißt Soor (im Schleimhautbereich)
Entamöba histolytica	Einzeller		Amöbenruhr (Leberabszesse)
Toxoplasma gondii	Einzeller	rohes Fleisch	Toxoplasmose (Katze Endwirt) **angeborene Toxoplasmose** (intrakranielle Verkalkungen) - **ET**
Plasmodium falciparum	Einzeller	7 - 28 Tage, Anopheles-Mücke	**Malaria** tropica
Plasmodium vivax,ovale			Malaria tertiana
Plasmodium malariae			Malaria quartana (rezidivierende Fieberschübe; Diagnose aus dem "dicken Tropfen") - **ET**
Echinokokkus	Hunde-, Fuchs-bandwurm	Genuß von ungewaschenen Waldbeeren	u. a, Leberzysten
Trichinella spiralis	Wurm	7 Tage, rohes Fleisch	**Trichinose** (Larven sitzen in der quergestreiften Muskulatur) - **ET**

Herpes simplex, Typ I	Virus	Tröpfchen	Fieberbläschen, Gingivostomatitis
Herpes simplex, Typ II	Virus	venerisch	Bläschen im Genitalbereich
Varizellenvirus	Virus	9 - 21 Tage	1. *Windpocken* (Bläschen in unterschiedlichen Reifestadien - sternenhimmelähnlich) 2. Herpes zoster
Zytomegalievirus	Virus	7 - 30 Tage beim Erwachsenen, Tröpfchen	bei **angeborener Zytomegalie**: intracerebale Verkalkungen - ET
Epstein-Barr-Virus	Virus	4 - 7 Wochen	1. Infektiöse Mononukleose = Pfeiffersches Drüsenfieber (Fieber, Hepatitis, Lymphknotenschwellungen) 2. Burkitt-Lymphom 3. Nasopharynx-Ca
Poxvirus = Variolavirus	Virus	12 - 14 Tage, Tröpfchen, Staub	1. **Pocken** (alle Bläschen im gleichen Reifestadium, Narbenbildung) - VET 2. Orf = Melkerknoten
Polioviren I, II, III	Viren	10 Tage, fäkal-oral	**Poliomyelitis** (schlaffe, asymmetrische Paresen)- VET, **Meningoencephalitis - ET**

Erreger		Inkubationszeit, Übertragung	Krankheit
Hepatitisvirus A	Virus	2 - 6 Wochen, fäkal-oral	**Hepatitis** - ET
Hepatitisvirus B	Virus	2 - 6 Monate, parenteral, venerisch	**Hepatitis** (Komplikationen: chronisch aggressive und chronisch persistierende Hepatitis) - ET
Hepatitisvirus C	Virus	4 - 6 Wochen, parenteral	**Hepatitis** - ET
Hepatitisvirus D	Virus	3 - 12 Wochen, parenteral	**Hepatitis** (benötigt das B-Virus) - ET
Hepatitisvirus E	Virus	2 - 6 Wochen, fäkal-oral	**Hepatitis** - ET
Influenzavirus	Virus	1 - 4 Tage, Tröpfchen	**Influenza** - T
Mumpsvirus	Virus	18 - 21 Tage, Tröpfchen	*Mumps* (Allgemeininfektion, Komplikationen: Orchitis, Pankreasbefall, Meningitis)
Masernvirus	Virus	7 - 16 Tage, Tröpfchen	**Masern** (Beginn mit Konjunktivitis; Koplik'sche Flecken; Komplikationen: Pneumonie, Encephalitis, SSPE) - T

Erreger	Virustyp	Inkubation/Übertragung	Erkrankung
Rabiesvirus = Lyssavirus	Rhabdoviren	3 - 10 Wochen, Bisse	**Tollwut** (Hydrophobie; Virus sitzt im Speichel; bei Verdacht auf Tollwut muß sofort geimpft werden) - VET
Flavivirus	Virus	3 - 7 Tage, Mücken 7 - 14 Tage, Zecken	**1. Gelbfieber** (Dromedarfieberkurve) - **ET** **2. FSME** (Encephalitis) - **ET**
Rubellavirus	Virus	2 - 3 Wochen (17 Tage), Tröpfchen	1. *Röteln* (Beginn hinterm Ohr) 2. **angeborene Röteln** (Innenohrschwerhörigkeit, Katarakt, Herzfehler) - **ET**
Marburgvirus, Ebolavirus, Lassavirus etc.	Viren	7 - 14 Tage	**virusbedingtes hämorrhagisches Fieber** - **VET**
HIV-Virus	Retroviren	6 Monate, venerisch, parenteral Muttermilch	erst Lymphadenopathiesyndrom, dann <u>AIDS</u> (gehäuft kommen folgende Erkrankungen vor: Karposi-Sarkom, Soor, Pneumocystis carinii-Pneumonie, Toxoplasmose, Zytomegalie, etc.)
Creutzfeld-Jacob			
Gerstmann-Sträussler-Scheinker	Viren/Prion	Transplantate	Demenz

Lernhilfe:

runde Bakterien
sind
Kokken
oder
Neisserien,

Gram-+ Bakterien
sind:
**Corynebakterien,
Clostridien,
Listerien,
Staphyllokokken,
Streptokokken,
Bacillus anthracis,
Mykobakterien,**

 Wenn das Bakterium zu keiner der obigen Gruppen gehört,
handelt es sich um ein
gram - Stäbchen.

Durch
Vektoren
(Insekten, Gliederfüßler)
können übertragen werden:

**Pest,
Shigellenruhr,
Rückfallfieber,
Hasenpest,
Fleckfieber,
Malaria,
Gelbfieber,
FSME**
(Frühsommermeningoencephalitis).

Infektiöse Gastroenteritis
kann hervorgerufen werden durch:

Yersinien,
Salmonellen,
E. coli (Säuglinge),
Staphyllokokken,
Campylobacter,
Viren
und
Clostridien.

Bis auf die
Clostridienintoxikation
verlaufen alle diese Erkrankungen
mit Fieber.

Die
Komplikation
besteht in einem
akuten Flüssigkeitsverlust.

HERZ/KREISLAUF-SYSTEM

Arterien

Arterien
sind Gefäße, die
vom Herzen
weg
führen,

Venen
führen das Blut
zum Herzen
hin.

Eine **Arterie,** die
"venöses "
(sauerstoffarmes)
Blut führt,
ist der
Truncus pulmonalis.

Gut tastbare Stellen,
um den
Puls
zu fühlen sind:

A. radialis,
A. femoralis,
A. carotis
und das
Herz.

Endarterien

sind
Gefäße,
die
alleine
ein bestimmtes Gebiet versorgen.

Der
(plötzliche)
Verschluß
von
Endarterien
führt zum

Infarkt.

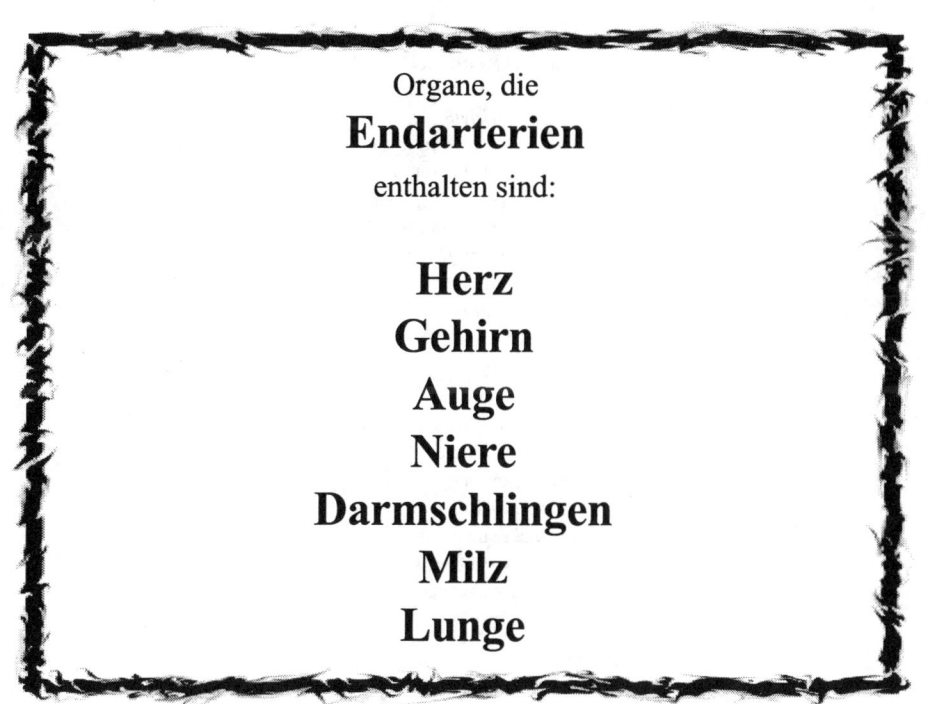

Organe, die

Endarterien

enthalten sind:

Herz
Gehirn
Auge
Niere
Darmschlingen
Milz
Lunge

Arterienstämme:

Vom
Aortenbogen
gehen folgende Gefäße ab:
Truncus brachiocephalicus
nach rechts,
A. carotis communis sinister,
A. subclavia sinister.

Unterhalb des Zwerchfells
gibt die Aorta den
Truncus coeliacus ab,
sowie die
Aa. renalis.

Im **Beckenbereich**
teilt sich die Aorta in die
beiden
Aa. iliaca communis,
und diese wiederum in
je eine
A. iliaca int.
für den Beckenbereich
und eine
A. iliaca ext.
für das Bein.

Die arterielle Versorgung des
Gehirns
erfolgt aus den beiden
Aa. carotis int.
und den beiden
Aa. vertebralis
(aus der A. subclavia).

Venen

Venen haben
Klappen.

Ausnahmen:
obere
und
untere
Hohlvene.
(V. cava)

Lymphgefäße

Lymphgefäße
haben
Klappen.

Die Lymphe
der
unteren Extremität,
des
Bauchraums
und der
linken oberen Extremität
wird im
Ductus thoracicus
gesammelt.

Er mündet im
linken Venenwinkel

(Zusammenfluß der linken
V. subclavia
und der linken
V. jugularis int.).

Das Herz

Das rechte Herz
(Vorhof und Kammer)
zeigt nach
vorne
in
Richtung Rippen.

Das linke Herz
ist etwas **größer** als das
rechte
und schaut deshalb
auf der **linken Seite** etwas vor.

**Konturbildend im Röntgenbild
sind deshalb**
rechts
die Vena cava sup.
und
der rechte Vorhof,

links
der linke Vorhof
und
die linke Kammer.

Das Herz ist am
"Gefäßkreuz"
aufgehängt:

Die beiden
Hohlvenen
(V. cava superior und V. cava inferior)
als
senkrechte
Komponente,

die

Vv. pulmonalis
als
waagerechte
Komponente.

Zusätzlich an den beiden
Arterien
(Aorta und der Truncus pulmonaris)
deren

Verlaufsrichtung

sich ebenfalls
kreuzt.

Das Herz **liegt** dem

Zwerchfell

auf.

Lediglich der

Herzbeutel

(Perikard)
ist am
Zwerchfell
angewachsen.

Die beiden Vorhöfe haben

Herzohren.

Im rechten Vorhof liegt der

Sinusknoten.

Das Herz hat insgesamt
4 Klappen:

2 Taschenklappen
(zwischen Kammer und Arterie)
und
2 Segelklappen
(zwischen Vorhof und Kammer).

Die Segelklappen
sind mittels
Sehnenfäden
und
Papillarmuskeln
in der
Kammer
befestigt.

Im **rechten** Herz
liegt zwischen
Vorhof und Kammer
die
Tricuspidalklappe
(**3**-segelig);

Im linken Herz
liegt zwischen
Vorhof und Kammer
die
Mitralklappe
(**2**-segelig).

Die Taschenklappen
(Aortenklappe und Pulmonalklappe)
sind immer
3-zipflig.

Die
Herzmuskulatur
ist
quergestreift,

weist aber auch
Merkmale glatter Muskelzellen
auf, nämlich :

Glanzstreifen,
mittige Lage des Zellkerns.

Die
Herzmuskulatur
gilt neben der
Skelettmuskulatur
und der
glatten
Muskulatur
als
eigene histologische Gruppe.

Auskultationspunkte

Aortenklappe: 2. ICR (Interkostalraum) rechts, parasternal

Pulmonalklappe: 2. ICR links, parasternal

Tricuspidalklappe: 4. ICR rechts und links, parasternal

Mitralklappe: an der Herzspitze, meist 5. ICR links, medioclavicular

Der Herzzyklus

Die Systole
besteht aus der
Anspannungsphase
und der Austreibungphase.

Sie beginnt mit dem 1. Herzton.

Der 1. Herzton
entsteht durch die
Kontraktion der Herzmuskulatur
um die
Blutsäule,
die sich in der
Kammer
befindet.

Der 1. Herzton fällt mit der
tastbaren
Pulswelle
(am Handgelenk, z. B.)
zusammen.

In der Anspannungsphase sind alle Klappen geschlossen.

In der
Austreibungsphase
sind die
Taschenklappen offen
und die
Segelklappen geschlossen.

Die **Diastole**

ist die
Erschlaffungsphase
des
Herzmuskels.

Sie beginnt mit dem
2. Herzton.

Der 2. Herzton
entsteht durch den
Schluß
der
Taschenklappen
(Aorten- und Pulmonalklappe).

In der
Diastole
sind die
Segelklappen offen
und die
Taschenklappen geschlossen.

Systolische Geräusche:

Aortenklappen	**stenose,**
Pulmonalklappen	**stenose,**
Tricuspidal	**insuffizienz,**
Mitral	**insuffizienz,**
Ventrikel	**septumdefekt**

Hyperthyreose
und
Anämien.

Diastolische Geräusche:

Aortenklappen	**insuffizienz,**
Pulmonalklappen	**insuffizienz,**
Tricuspidal	**stenose,**
Mitral	**stenose.**

Die Erregungsleitung

Die elektrische Erregung läuft
vom Sinusknoten ausgehend
(im rechten Vorhof)
über das
Vorhofmyokard
in den
AV-Knoten,
dann übers
His'sche Bündel,
die
Tavara-Schenkel
und die
Purkinje-Fasern
in die
Kammermuskulatur.

Der
Sinusknoten
erzeugt eine Frequenz von
60 Schlägen/min
in Ruhe.

Beim
Ausfall des Sinusknotens
erzeugt der
AV -Knoten
eine Frequenz von
40 Schlägen/min.

Beim Ausfall von
Sinus- und AV-Knoten
erzeugt das
His'sche Bündel
eine Frequenz von
30 Schlägen/min.

Im EKG
(P-,Q-,R-,S-,T-Welle)
ist der
Erregungsablauf
sichtbar

(nur der Erregungsablauf, nicht die Kontraktion!).

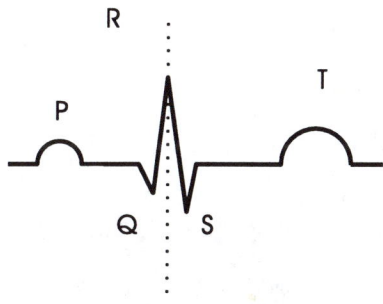

Grafik aus Amtsarztfragen
„Herz/Kreislauf Klinik"

Die
P-Welle
entspricht der
Vorhoferregung,

der
QRS-Komplex
der
Kammererregung

und die
ST-Strecke
der
Myokarderregung.

Die Ableitungen nach
Einthoven
lassen die
anatomische Herzachse
erkennen.

Die Windkesselfunktion:

Die
Windkesselfunktion
ist eine Funktion der
herznahen Arterien
vom
elastischen Typus.

Sie sorgen dafür,
daß die
gepulste Blutströmung
in Herznähe
(Blutfluß hauptsächlich während der Systole)
sich in eine
kontinuierliche Blutströmung

in der Peripherie

umwandelt
(Blutfluß während der Systole und in der Diastole).

Die Blutdruckmessung

Die
Blutdruckmessung
erfolgt nach dem System von
Riva-Rocci.

Eine
zu dünne Manschette
relativ zum Oberarmumfang
führt zu
falsch hohen
Werten,

eine
zu breite Manschette
in Bezug zum Umfang des Oberarms
führt zu
falsch niedrigen
Werten.*

* *Die richtige Manschette bekommen Sie über den* **Ardea – Shop**

Der Schock

Ein Schock bezeichnet eine
Durchblutungsverminderung
in der
Körperperipherie.

Es werden nur noch die
sog. "zentralen" Organe
durchblutet:

Herz,
Lunge
und
Gehirn
(*Kreislaufzentralisation*).

Ein Schock
geht daher mit
Kaltschweißigkeit
und
Blutdruckabfall in der Peripherie
einher, aber (initial)
nie mit Bewußtseinsstörungen.

Der **Volumenmangelschock**

(hypovolämischer Schock)
ist gekennzeichnet durch das
**Absinken des
systolischen
Blutdruckwertes
unter die Pulsfrequenz
(z.B. RR 90/50, Puls 120)
=
Schockindex.**

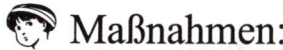 Maßnahmen:

**Schocklagerung,
(Beine hoch)
Volumenzufuhr**

Die Herzinsuffizienz

Zeichen der
Linksherz - insuffizienz:

Belastungsdyspnoe
im Anfang,

Ruhedyspnoe
im fortgeschrittenen Stadium,

Asthma cardiale,

Nykturie.

Zeichen der
Rechtsherz - insuffizienz:

Halsvenenstau,

Knöchelödeme,

uncharakteristische
gastrointestinale Symptome.

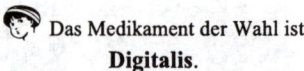 Das Medikament der Wahl ist
Digitalis.

Eine Überdosierung ist u. a. erkennbar am
Gelbsehen

andere Symptome:
Übelkeit, Brechreiz, allgemeine Verwirrtheit, Herzrhythmusstörungen

Die koronare Herzkrankheit

Klinische Manifestationsformen:

**Angina pectoris,
Herzinfarkt**
und
Herzrhythmusstörungen.

Angina pectoris
ist ein
Herzschmerz,
der durch
Mangeldurchblutung
des
Myokards
ausgelöst wird, und der nach
5 Minuten
von selbst wieder **verschwindet.**

In charakteristischer Weise liegt der **Schmerz**
retrosternal
und strahlt in den
kleinen Finger der linken Hand
aus.

Möglich ist auch eine Ausstrahlung in den
Unterkiefer
und in den
Rücken.

Bei der Applikation des Medikaments
Nitrolingual
(Spray)
verschwindet der Schmerz
sofort.

Angina pectoris ist die Vorstufe zum Herzinfarkt.

Der **Herzinfarkt**

ist ein

aus.

retrosternaler Schmerz

mit

Vernichtungscharakter,

und strahlt in den

kleinen Finger der linken Hand aus

der,

im **Gegensatz** zur

Angina pectoris

nicht nach einigen Minuten spontan verschwindet,

und auch

nicht auf Nitro anspricht.

 Bei **Verdacht** auf

Herzinfarkt

muß der Patient

unbedingt

in die

Klinik.

Die meisten

Todesfälle

passieren

in der ersten Stunde.

Komplikationen
des Herzinfarkts sind:

Herzrhythmusstörungen,
akute Linksherzinsuffizienz
mit **kardiogenem Schock,**
Septumperforation oder **Wandruptur,**
Aneurysmabildung
und
Thrombembolien.

Bei den
Herzrhythmusstörungen
unterscheidet man solche, deren

Ursprung im **Vorhof**
liegt
(supraventrikuläre
Extrasystolen),

und solche, deren
Ursprung im **Kammermyokard**
liegt
(ventrikuläre
Extrasysstolen).

Die
Ventrikulären Extrasystolen
sind gefährlicher;
sie können **leicht** in
Kammerflimmern
übergehen.

Entzündungen im Herz

Das
akute rheumatische Fieber
nach einer
Infektion
mit
β - hämolysierenden Streptokokken der Gruppe A
(eitrige Tonsillitis)
kann mit einer
Endokarditis
einhergehen.

In den **meisten Fällen** ist die
Mitralklappe
betroffen; die
klinischen Symptome
machen sich meist erst
nach 15 bis 20 Jahren
bemerkbar.

Herzklappenfehler

Mitralstenose:

Diastolikum und lauter 1. Herzton
(Umklappen der zusammengewachsenen Segel),
RR niedrig,

Belastungsdyspnoe
wegen Rückstau in die Lunge

Mitralinsuffizienz:

Systolikum,
schnellender Puls **(Pulsus celer),**

palpatorisches Schwirren

an der
Herzspitze
(Linkshypertrophie)

Aortenklappenstenose:

Systolikum,
Blutdruck mit **kleiner Amplitude,**
Linkshypertrophie

Aortenklappeninsuffizienz:

Diastolikum,
große Blutdruckamplitude **und** schnellender Puls

(Pulsus celer et altus),

verstärkte Pulsationen
am ganzen Körper
(Homo pulsans),

Angeborene Herzfehler

Aortenisthmusstenose:

hoher Blutdruck an der   **oberen** Extremität,
niedriger an der   **unteren** Extremität

Ventrikelseptumdefekt:

systolisches Geräusch

Offener Ductus arteriosus Botalli:
auskultatorisch:
Maschinengeräusch
(systolisch und diastolisch)

Fallot'sche Tetralogie:

Ventrikelseptumdefekt,
reitende Aorta,
Pulmonalstenose,
Rechtshypertrophie

Die arterielle Hypertonie

eine
**dauernde
Erhöhung des Blutdrucks
über 160/95**
gilt nach der
WHO
als
Hypertonus.

Komplikationen sind:

**Herzinsuffizienz,
Hirnschlag,
Arteriosklerose**
und
Nierenschäden.

Gefäßerkrankungen

Venen:

Risikofaktoren
der
primären Varikosis
(oberflächliche Krampfadern):

Alter
Übergewicht
familiäre Belastung
Geburtenanzahl
stehende Arbeit

Eine daraus entstehende
venöse Klappeninsuffizienz
schreitet immer weiter fort.

Eine Entzündung der
oberflächlichen
Krampfadern heißt
Thrombophlebitis.

Aus einer
Thrombophlebitis
entstehen praktisch
nie Lungenembolien.

Eine Thrombose der
tiefen
Beinvenen heißt
Phlebothrombose.

Eine Thrombose entsteht gemäß der
Virchow'schen Trias:

Stase,
Blutzusammensetzungsveränderung
und
Wandschaden des Gefäßes

Dieser **Thrombus**
kann sich
relativ leicht losreißen
und eine
Lungenembolie
verursachen.

Hinweise
auf eine
tiefe Beinvenenthrombose
sind:

Fieber,
Schmerzen,
einseitiges Ödem distal der Thrombose.

Da das Blut bei einem
Verschluß
tiefer Beinvenen
nun über die
oberflächlichen Beinvenen
abfließen muß,
können in der Folge
äußere Krampfadern
(sekundäre Varizen)
entstehen.

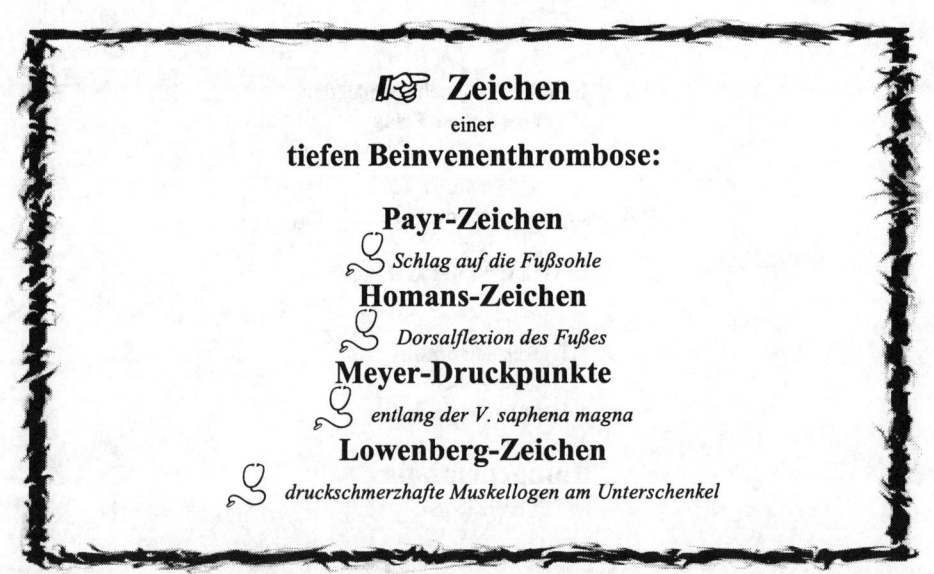

☞ Zeichen
einer
tiefen Beinvenenthrombose:

Payr-Zeichen
Schlag auf die Fußsohle
Homans-Zeichen
Dorsalflexion des Fußes
Meyer-Druckpunkte
entlang der V. saphena magna
Lowenberg-Zeichen
druckschmerzhafte Muskellogen am Unterschenkel

Das
postthrombotische Syndrom
signalisiert die
Spätfolgen der venösen Insuffizienz:
das
"offene Bein".

Charakteristisch handelt es sich um ein
Ulkus
am medialen Knöchel.
Das venöse Ulkus entsteht auf
ödematöser Haut,
wirkt
schmierig
und
unscharf.
Es ist
nicht sehr tief.

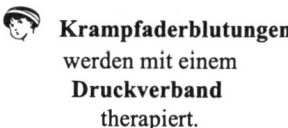 **Krampfaderblutungen**
werden mit einem
Druckverband
therapiert.

Arterienkrankheiten

Die
Arteriosklerose
führt zu einer
chronisch arteriellen Insuffizienz.

Charakteristisch ist die
Claudicatio intermittens:
der Patient kann nur eine
kurze Strecke schmerzfrei gehen
und
bleibt dann stehen,
bis die Schmerzen wieder abgeklungen sind,
(Schaufensterkrankheit)

Die
Schmerzen
entstehen durch eine
Unterversorgung
der
Muskulatur.

Arterielle Ulcera

(chronische arterielle **Unterversorgung** der **Haut**)
entstehen bevorzugt
an den
Seiten der Zehen (interdigital)
und am
Schienbein.

Sie wirken
trocken
und
scharf ausgestanzt.

Die umgebende Haut ist
atrophisch,
das Bein ist
kühl und **blaß.**
Es treten gerne **Mykosen** auf.

Arterielle Ulcera
sind
tiefer
als
venöse Ulcera.

Arterien können aufgrund der Arteriosklerose
Wandschäden
entwickeln,
die zu einer
Erweiterung des Lumens des Gefäßes führen .
(Aneurysma)

Das
echte Aneurysma
(Aneurysma vera)
beschreibt eine
Aussackung aller Wandschichten.

Das
Aneurysma dissecans
ist ein
intramurales Hämatom
(eine **Einblutung** in die **Media.**)

Das
Aneurysma dissecans
tritt oft im Bereich der
thorakalen Aorta
auf, das
Aneurysma vera
kommt hauptsächlich im Bereich der
abdominellen Aorta
vor.

HÄMATOLOGIE

Das
Blutvolumen
beträgt
8 % des Körpergewichts
(im Mittel zwischen 4 und 6 Liter).

Der **Hämatokrit**

ist der **(Volumen-)Anteil** der Blutzellen **zum Gesamtblutvolumen.**
Er beträgt bei Männern 44 - 46 %, bei Frauen 41 - 43 %.

Erythrozyten:

die Anzahl der **Erys** beträgt
zwischen 4,5 und 5,4 Millionen pro Kubikmillimeter Blut
(beim Mann mehr als bei der Frau).

Die Erys transportieren
Sauerstoff
aus der Lunge in die Peripherie.

Erys werden im
roten Knochenmark
gebildet; sie haben
keinen Zellkern.

Ihre **Lebensdauer** beträgt **120 Tage.**
Der **Abbau** erfolgt in der **Milz.**

Retikulozyten

sind
unreife Erys,
Anzahl **max. 2-5 $^0/_{00}$ pro mm³**

Leukozyten:

die Anzahl der **Leukos** beträgt
zwischen
5000 und 8000 pro Kubikmillimeter.

Leukos unterteilen sich in

Granulozyten
(**basophil, neutrophil** und **eosino**phil)

Monozyten
und
Lymphozyten

Leukos

werden im **roten** Knochenmark
und
in den **lymphatischen Organen** gebildet.

Eine **Linksverschiebung**
(vermehrt stabkernige Granulozyten)
läßt eine
akute Infektion
vermuten.

Blutplättchen oder Thrombozyten

Die **Anzahl**
beträgt **zwischen 100.000 und 300.000 pro Kubikmillimeter.**

Sie dienen der **Blutgerinnung.**

Thrombos werden
im **roten** Knochenmark
gebildet als
Abschnürungen von **Megakaryozyten.**

Sie haben
keinen Zellkern.

Die normale Blutungszeit beträgt 1 bis 3 Minuten.

Außer den **Thrombos**
ist bei der Blutgerinnung ein
System von Plasmaproteinen
beteiligt
(Gerinnungskaskade);
eines der Proteine heißt
Fibrin.

Zur Synthese von **Gerinnungsfaktoren** benötigt der Körper
Vitamin K.

Zur
Blutkörperchensenkungsreaktion
benötigt man **ungerinnbar** gemachtes Blut
(1,6 m Blut + 0,4 ml Natriumcitrat).

Eine beschleunigte **BKS** weist auf eine **Immunstimulation**
(z. B. eine Infektion) hin.

Blutgruppen

Es gibt insgesamt **9** verschiedene
Blutgruppensysteme.

Eines davon ist das

ABO-System

Blutgruppe **A**	enthält das **Antigen A** und	den **Antikörper** gegen das Merkmal **B**
Blutgruppe **B**	enthält das **Antigen B** und	den **Antikörper** gegen das Merkmal **A**
Blutgruppe **AB**	enthält das **Antigen A** und das **Antigen B**	keine **Antikörper**
Blutgruppe **0**	enthält **kein Antigen** und	den **Antikörper** gegen das Merkmal **A und** Merkmal **B**

Blutgruppe **0**	gilt als Universal**spender** ...
Blutgruppe **AB**	gilt als Universal**empfänger** von Erys

Besonderheit des AB0-Systems

auch wenn der Patient
bisher **noch nie** eine
inkompatible
Bluttransfusion
erhalten hatte, sind
Antikörper
bereits
vorhanden.

Ein weiteres System ist das

Rhesus-System:

hierbei ist erst
nach einer **Sensibilisierung**
(Transfusion z. B.)
mit **Antikörperbildung** zu rechnen.

Beispiel:

Rhesus-negative Mutter
bekommt ein **rh-+** Kind.

Beim Geburtsvorgang tritt
Blut des Kindes
in den
mütterlichen Kreislauf
über.

Die Mutter bildet
Antikörper.

Bei der **nächsten** Schwangerschaft
kann das
ungeborene Kind
Schäden davontragen,
sofern es
rhesuspositives
Blut hat.

Störungen der Erythropoese

Von einer
Anämie
spricht man,
wenn der Hb-Gehalt des Blutes
unter
14 g% beim Mann,
bzw. unter
12,5 g% bei der Frau
abgesunken ist.

Ab **unter 8 g%** ist mit
Organinsuffizienzzeichen
zu rechnen.

Eisenmangelanämien
sind gekennzeichnet durch
hypochrome, mikrozytäre Erys

(blass und klein).

Der Patient klagt über
Müdigkeit
Schwindel
Schwäche
Zungenbrennen.

Durch die **verminderte Viskosität** des Blutes kommt ein
funktionelles systolisches Geräusch zustande.

Die Hauptursache für die Eisenmangelanämie ist die
occulte gastrointestinale Blutung.

Vitamin-B 12 -Mangelanämien

sind durch
große Erys
gekennzeichnet
(megaloblastäre Anämie)

Hierbei können auch **Nervenschädigungen** auftreten.

Die **megaloblastäre Anämie**
kann bei der
chronisch atrophischen Gastritis
durch einen
Mangel an Intrinsic-Faktor
hervorgerufen werden.

Man spricht in diesem Fall von einer
perniziösen Anämie.

Bei der
megaloblastären Anämie
kommt es **gleichzeitig** zu einer
Thrombopenie
und zu einer
Leukopenie.

Die

Granulozyten

sind

übersegmentiert
(Rechtsverschiebung).

Angeborene Störungen:

Kugelzellanämie
Membrandefekt

Thalassämie
und

Sichelzellenanämie
Hämoglobinaufbaustörung

Von einer

Polyglobulie
spricht man,
wenn die Anzahl der **Erys** im Blut **zu hoch** ist.

Störungen der

Leukopoese:

M. Hodgkin
die
Lymphogranulomatose
Lymphknotenkrebs:
schmerzlose
Vergrößerung meist eines **Halslymphknotens,**
Nachtschweiß,
Gewichtsabnahme,
Alkoholschmerz

Plasmozytom
Mottenfraßnekrosen,
Schrotschußschädel,
Bence-Jones-Protein im Urin,
Sturzsenkung

NOTFALLMEDIZIN

Notfall:

Sie werden zu einem Patienten gerufen, der **bewegungslos**
am Boden liegt.

I.

Sie prüfen die

Bewußtseinslage

durch ...

①

Ansprechen,

②

Kneifen an der
Innenseite
des
Oberarms.

Wenn der Patient nicht
energisch
gegen diese Behandlung
protestiert,
gilt er als
bewußtseinsgestört.

Wenn der Patient

nicht bewußtseinsgestört

ist,

Versorgung

von

Wunden, Blutungen etc.

Etwaige
Fremdkörper
werden in der Wunde
belassen.

Verletzungen **steril** abdecken.

Bei
Blutungen
Druckverband
mit
Vermerk der Uhrzeit.

Bei
niedrigem Blutdruck
und
schnellem Puls
Schocklagerung,
ev.
Volumenzufuhr.

Wenn der Patient
sichtlich nach Luft ringt,
Lagerung mit
erhöhtem Oberkörper.

Wenn der Patient **bewußtseinsgestört** ist, zunächst ...

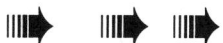

II.
Kontrolle der Atmung

Wenn die **Atmung**
intakt
ist, **Kontrolle** der
Herzaktion.

Wenn die
Atmung erschwert
ist,
Mundhöhle von allem **befreien,**
was
nicht festgewachsen
ist:
Erbrochenes,
Gebiß,
sonstige Fremdkörper.

Erneute Kontrolle der Atmung.

Wenn jetzt **intakt,**
Herzaktion
überprüfen.

Wenn nicht,

beatmen

Der Patient liegt
auf dem Rücken,
Kopf nach hinten
überstrecken
und entweder
Mund zu Mund
oder
Mund zu Nase
beatmen.
2 bis 5 Atemzüge beatmen.

Anschließend...

III.
⮞ ⮞ ⮞ ⮞ Herzaktion kontrollieren

Herzaktion:

Zur Kontrolle
fühlt man den
Puls
an den
großen Gefäßen
(A. carotis)
oder am
Herz.

Wenn
Atmung
und
Herz
in Ordnung sind:

stabile Seitenlage.

Wenn Herzaktion nicht fühlbar,
15 x
Herzdruckmassage

Der Patient liegt auf dem
Rücken,
der Helfer
kniet seitlich
und drückt
mit gestreckten Armen
das untere Drittel des Sternums
bis 4 cm
nach unten.

Danach wieder Kontrolle, ob die
Herzaktion
wieder eingesetzt hat.

Wenn **weder**
Herzaktion noch **Atmung**
sich spontan wieder einstellen
und der Helfer **alleine** ist, erfolgen
nach
15 x Herzdruckmassagen
2 Beatmungsaktionen.

Wenn **2 Helfer** vorhanden sind im Rhythmus
5 x Herzdruckmassage,
1 x Beatmung.

Wenn der Patient bewußtlos ist,
Herz **und** Lunge
aber
funktionieren,
bringt man den Patienten in die...

IV.
stabile Seitenlage.

Der Helfer kniet
seitlich
vom Patienten.

Die helferseitige **Hand**
des Patienten
wird
unter den Po
geschoben, das
Knie angewinkelt
und das
Bein aufgestellt.

Dann zieht man den Patienten zu sich
und
legt ihn auf die Seite.

Die untere Hand
mit **abgewinkeltem Ellenbogen**
nach hinten ziehen, die oberen Hand kommt
unters Kinn
bei
überstrecktem Kopf.

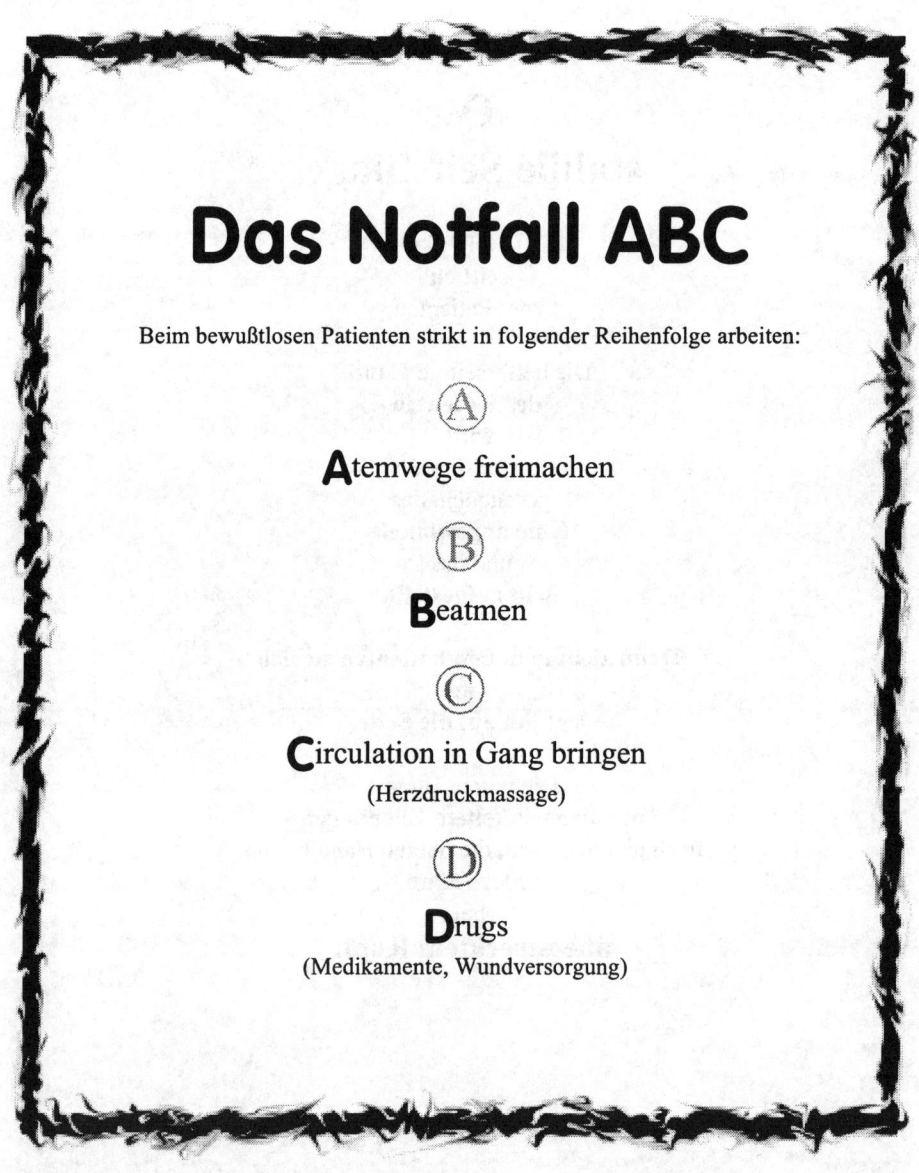

Das Notfall ABC

Beim bewußtlosen Patienten strikt in folgender Reihenfolge arbeiten:

Ⓐ

Atemwege freimachen

Ⓑ

Beatmen

Ⓒ

Circulation in Gang bringen

(Herzdruckmassage)

Ⓓ

Drugs

(Medikamente, Wundversorgung)

Der Schock

Schock
ist eine
periphere
Durchblutungsstörung.

Es werden
nur
die
**zentralen
Organe
(Gehirn, Herz und Lunge)**
ausreichend
durchblutet.

Schockformen:

Volumenmangelschock
(hypovolämischer Schock)

kardiogener Schock
(Herzstillstand)

anaphylaktischer Schock

Endotoxin-Schock
(Herxheimer Reaktion)

neurogener Schock
(Anästhesiezwischenfälle)

Schocksymptome:

Blässe,
vor allem beim hypovolämischen Schock
Kaltschweißigkeit,
weite Pupillen
und
Angst.

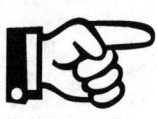 Eine
Bewußtlosigkeit
gehört
nicht
zu den
initialen
Symptomen.

Beim
hypovolämischen
Schock
(Volumenmangelschock, Blutungsschock)
weist der Patient einen
niedrigen systolischen Blutdruck
und einen
hohen Puls
auf

(Schockindex: $\text{Puls}/\text{systolischer Blutdruck} > 1$).

Die
Schocklagerung
ist **in diesem Fall** mit
erhobenen
Beinen,
liegend auf dem Rücken.

Verbrennungen:

Die Schwere von Verbrennungen
teilt man gemäß der
Neuner-Regel
ein in:

9 %
Kopf,

je 9 %
Arme,

je 2 x 9 %
Beine,

2 x 9 %
Bauchseite ,

2 x 9%
Rücken .

Ab
18 %
ist mit Ausbildung von
ernsten
Komplikationen
(Verbrennungsschock)
zu rechnen.

Der Patient liegt auf dem Boden

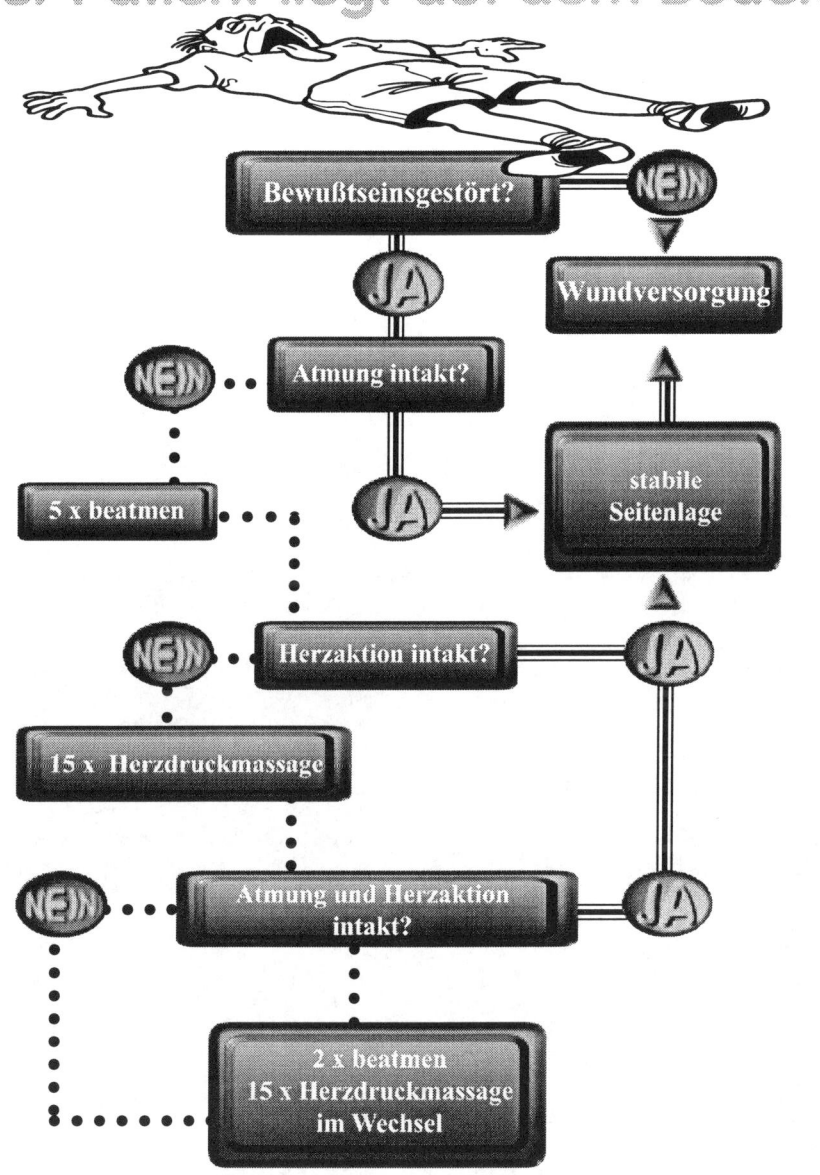

Bewußtseinsgestört? — NEIN

Wundversorgung

JA

Atmung intakt? — NEIN

5 x beatmen

JA

stabile Seitenlage

Herzaktion intakt? — NEIN — JA

15 x Herzdruckmassage

Atmung und Herzaktion intakt? — NEIN — JA

2 x beatmen
15 x Herzdruckmassage
im Wechsel

ARDEA im Internet http://www.ardea.de

HORMONSYSTEM

Die gesamte
Steuerung
des
endokrinen Systems
liegt im
Hypothalamus
(Teil des **Zwischenhirns**).

Die
Hypophyse
liegt an der
Schädelbasis
in der
Sella turcica
und besteht aus
2 Teilen:

dem
Hypophysen**vorderlappen**
(**Adeno**hypophyse)
und dem
Hypophysen**hinterlappen**
(**Neuro**hypophyse)

Die **Neuro**hypophyse

speichert Hormone,
die im
Hypothalamus
gebildet werden:

ADH = Vasopressin
und
Oxytocin.

ADH

Antidiuretische Hormon
macht die
Sammelrohre
in der
Niere
durchlässig für Wasser.

Das **Wasser** wird dem Körper **zurückgeführt,**
und somit
sinkt die Urinmenge.

Oxytocin

führt bei
sensibilisierter glatter Muskulatur
(Uterus kurz vor dem Geburtstermin)
zu
Kontraktionswellen.

Die **Adeno**hypophyse

wird vom
Hypothalamus
durch
Releasing Hormone
gesteuert.

Die Adenohypophyse **produziert** die Hormone:

TSH
regt die **Schilddrüse** an

STH
das **Wachstumshormon**

MSH
das **melanozytenstimulierende** Hormon
(wirkt auf die **Pigmentzellen** der Haut)

ACTH
regt die **Nebenniere** an

Prolactin
führt zur **Sekretion** von **Milch** aus der weiblichen Brustdrüse

FSH
das **follikelstimulierende** Hormon
(wirkt auf den **Eierstock**)

LH
das **luteinisierende** Hormon
(bewirkt den **Eisprung**)

Die **Schilddrüse**

produziert nach
TSH - Stimulation
aus dem
Hypophysenvorderlappen
T3 und **T4.**

T3 und **T4**
regen den **Stoffwechsel an.**

Ein weiteres Hormon ist
Calcitonin.

Calcitonin
senkt den **Blut-Kalziumspiegel**
durch
Hemmung der **Osteoklasten.**
Sekretionsreiz ist ein hoher Blut-Calcium-Spiegel

Die **Nebenschilddrüse**

produziert das
Parathormon.
Sekretionsreiz ist ein Absinken des
Blut-Kalziumspiegels.

Das **Parathormon**
steigert den
Blutkalziumspiegel
durch
Anregung der **Osteoklasten.**

In der **Niere** wird durch die
Parathormonwirkung
vermehrt **Phosphat ausgeschieden.**

Die **Nebenniere**

unterteilt man in die
Nebennierenrinde
und in das
Nebennierenmark.

Die **Nebennierenrinde**
produziert
Cortison,
Androgen
und
Aldosteron.

Cortison
wird nach **Stimulation** mit
ACTH
aus dem
Hypophysenvorderlappen
ausgeschüttet,

Aldosteron
nach Ausschüttung von **Renin** aus der **Macula densa** der **Niere.**

Aldosteron
wirkt auf den
distalen Tubulus
und
resorbiert Natrium
und
Wasser
zurück.

Das **Nebennierenmark**

ist eigentlich eine
Schaltzentrale
(Ganglion)
des
Sympathicus
und
produziert
Noradrenalin
und
Adrenalin.

Das
Nebennierenmark
wird durch Impulse des
Sympathicus
und durch
Cortison
stimuliert.

Die **Langerhans'schen** Zellen
des
Pankreas
produzieren hauptsächlich
Insulin.

Insulin

bringt
Glucose
und andere
kleinmolekulare Stoffe
in die
Zelle
und
senkt
damit den
Blutzuckerspiegel.

Das Insulin stammt aus den
B-Zellen
des
Inselorgans.

Die
A-Zellen
produzieren
Glukagon.

Glukagon
kann den
**Blutzuckerspiegel
anheben.**

Hoden:

Der Hoden produziert
Testosteron.

Er wird **angeregt** durch
FSH und **LH**
aus dem
Hypophysenvorderlappen.

Eierstock:

Der Eierstock produziert

vor dem Eisprung **Östrogen**
und
nach dem Eisprung **Gestagen.**

Er wird **angeregt** durch
FSH und **LH**
des **Hypophysenvorderlappens.**

Krankheiten

Eine **Überproduktion**
des
Wachstumshormons
STH
nennt man
Akromegalie.

Eine **Überproduktion**
oder eine
übermäßige exogene Zufuhr
von
Cortison
heißt
M. Cushing.

Sie ist **klinisch**
u. a. gekennzeichnet
durch
Stammfettsucht,
Vollmondgesicht,
Hirsutismus
(männlicher Behaarungstypus),
Striae
und
Muskelschwäche.

Eine **Nebennniereninsuffizienz**
heißt
M. Addison.
Diese Erkrankung kann **lebensbedrohlich** sein.

Eine **Verminderung**
des wirksamen
ADHs
heißt

Diabetes insipidus.

Die Erkrankung ist gekennzeichnet durch
Polyurie.

Eine **Überfunktion**
der **Schilddrüse**
kann mit einem **M. Basedow** zusammenfallen.

Der **M. Basedow** ist eine **Autoimmunkrankheit**
und führt u. a. zu
Exophtalmus und **Myxödem.**

Ein

Hyperparathyreoidismus

(Überfunktion der Nebenschilddrüse)
ist gekennzeichnet durch einen
zu hohen Blutkalziumspiegel
und eine
hohe Phosphatausscheidung
im
Urin.

Es resultieren **Nierenschäden** und eine
Osteoporose.

IMMUNOLOGIE

Zu den
Abwehrzellen
des Körpers gehören:
die
Granulozyten
(neutrophile, basophile, eosinophile),
die
Makrophagen
(Ruheformen der Makrophagen heißen **Monozyten)**,
die
Mastzellen
und die
Lymphozyten.

Die Abwehrzellen werden im
roten Knochenmark
und in den
lymphatischen Organen
gebildet.

Die
Lymphozyten
unterteilen sich in
T-Lymphozyten
und
B-Lymphozyten.

Aktivierte
B-Lymphozyten
wandeln sich in
Plasmazellen
um und produzieren
Antikörper.

Ein
Antikörper
paßt nur zu
einem
Antigen
(körperfremder Stoff)
nach dem
Schloß-Schlüssel-Prinzip
(spezifische Abwehr).

Es gibt
5 Klassen
von
Antikörpern:

Ig G,
Ig A,
Ig D,
Ig E
und
Ig M.

Das
System der Antikörper
bezeichnet man als
humorale Abwehr.

Bei einem
Antigen,
das dem Körper
noch nicht bekannt
ist,
werden als erstes
Ig M
gebildet.

Während einer
Infektion
bildet sich eine
Gedächtniszelle,
die bei einer
Reinfektion
schneller mit
Antikörperbildung
reagiert

Bei
Reinfektionen
sezerniert die Zelle
Ig G.

Die
T-Lymphozyten
sind
Träger
der
zellvermittelten Immunität.

Sie werden im
Thymus
geprägt.

Der
Thymus
gehört zu den
lymphatischen Organen,
er liegt
hinter dem **Sternum**
und wird
ab der **Pubertät**
in
Fett
umgewandelt
(Atrophie).

Weitere
lymphatische Organe
sind die
Lymphknoten,
die
lymphatischen Gewebe im Darm
(Peyer'sche Plaques),
die
Mandeln
und die
Milz.

Die

Milz

liegt

intraperitoneal

seitlich unter den linken Rippen

und besteht aus der

roten

und

weißen Pulpa.

Die **rote** Pulpa

dient der

Blutmauserung

(Abbau von **überalterten** Erys).

Die **weiße** Pulpa

stellt

Lymphfollikel

dar.

Ablauf einer immunologischen Reaktion:

Die **ersten Zellen,**
die auf dem "Kampfplatz" erscheinen, sind die

neutrophilen Granulozyten
("neutrophile Kampfphase").

Als nächstes läßt sich im Blut
eine
Erhöhung
der
Monozyten
nachweisen.

Die
Monozyten
verwandeln sich
im Kampfgebiet in
Makrophagen
("monozytäre Überwindungsphase").

Als drittes
erscheinen die
Lymphozyten im Blut
("lymphozytäre Heilphase").

Ganz **zum Schluß** kommen die
eosinophilen Granulozyten
am
Infektionsherd
an und
beenden die **Abwehrreaktion**
(**eosinophile Nachschwankung**).

Fehlreaktionen
des
Immunsystems

sind

Allergien
und
Autoimmunkrankheiten.

Bei
Autoimmunkrankheiten
werden
Antikörper
gegen
körpereigenes Gewebe
gebildet,
was über kurz oder lang
zur
Zerstörung von Organen
führt.

Die **Allergien**

teilt man ein in

4 Typen:

Typ I

Allergie vom
Soforttyp

=

anaphylaktoide
Reaktion.

Es liegen
vermehrt Ig E
vor.

Die
körperliche Reaktion
tritt
sofort nach Kontakt
mit dem
Allergen
auf.

Beispiele:

Heuschnupfen,
Asthma bronchiale
und der
anaphylaktische Schock.

Typ II

Allergie
entsteht
bei
Transfusion falscher Blutgruppen
(Blutgruppenunverträglichkeit).

Typ III

Allergie
entsteht
bei
vermehrter Bildung
und
Ablagerung
von
Antigen-Antikörperkomplexen.

Beispiel:
die
Glomerulonephritis
nach **Infekt** mit
β-hämolysierenden Streptokokken
der
Gruppe A.

Typ IV

Sie heißt auch Allergie vom
Tuberkulin-Typ.

Die allergische
(Haut-) Reaktion
ist nach
1 bis 2 Tagen
zu sehen
(Allergie vom **Spättyp**).

Beispiele:

**Tuberkulin-Test,
Kontaktallergien mit unedlen Metallen
(Chrom, Nickel).**

ATMUNGSSYSTEM

Respirationstrakt

Die menschliche Lunge besteht aus
2 Lungenflügeln.

Der **rechte** Lungenflügel
besteht aus
3 Lungenlappen
(Ober-, Mittel- und Unterlappen),

der **linke** Lungenflügel
besteht aus
2 Lungenlappen
(Ober- und Unterlappen).

Jeder
Lungenlappen
ist wieder in einzelne
Segmente
unterteilt.

Die
gesamte Lunge
ist von einer
serösen Haut
umgeben,
der
Pleura.

Die **Luftröhre**
(Trachea)
und die
größeren Bronchien
bestehen aus
halbkreisförmigen Knorpelspangen,
Bindegewebe
und
glatter
Muskulatur.

In den
kleineren Bronchien **(Bronchiolen)**
fehlen
die
knorpeligen Anteile.

Der
Nasenrachenraum
und die
Bronchien
sind mit
Flimmerepithel
ausgekleidet.

Der
Flimmerstrom
bewegt
Schleim
und
Schmutzpartikel
kehlkopfwärts.

Die
Trachea
und die
Bronchien
leiten die Luft in die
Alveolen.

Erst in den
Alveolen
erfolgt der
Übertritt des Sauerstoffs in das Blut.

Atmungsmechanik:

In
Ruhe
bewegt sich nur das
Zwerchfell.

Das
Zwerchfell
zieht
bei der
Inspiration
die
Lunge nach **unten;**

die
Ausatmung
erfolgt
passiv
durch
Zusammenziehen
der
elastischen Fasern
der Lunge.

Bei der
Zwerchfellatmung (Ruheatmung)
werden hauptsächlich die
unteren Lungenabschnitte
belüftet.

Beim
Gesunden
erwartet man eine
Atemverschieblichkeit der **Zwerchfellgrenzen**
von mindestens
2 Querfingern.

Funktionsprüfungen:

Eine
restriktive Ventilationsstörung
(Lungenemphysem, Silikosen z. B.)
macht sich durch eine

Verminderung der **Vitalkapazität**
bemerkbar
(das gesamte Atem**volumen** ist **kleiner**).

Eine
obstruktive Ventilationsstörung
(Bronchitis z. B.)
macht sich durch eine

verminderte Sekundenkapazität (Tiffeneau - Test)
bemerkbar
(es kann **nicht mehr so forciert** ein- oder ausgeatmet werden).

Da der **Bronchus** des
rechten Lungenflügels
steiler
verläuft als der
linke,
setzen sich verschluckte
Fremdkörper
(Erdnüsse, Murmeln, etc.)
leichter im
rechten Hauptbronchus
fest.

Symptome sind
Husten
und
Atemnot.

Die

chronische Bronchitis

ist lt. **WHO** definiert als

Husten mit Auswurf
während
3 Monaten im Jahr,
jeweils
2 Jahre hintereinander.

In der Praxis
wird die Diagnose gestellt aus
Husten mit Auswurf 6 Wochen lang.

Komplikationen

der **chronischen Bronchitis** sind:

Bronchiektasen,
Lungenemphysem
und
Cor pulmonale.

Bronchiektasen

sind
irreversible Erweiterungen
der
Bronchien.

Charakteristisch sind
größere
Mengen
dreischichtigen Sputums:

schaumig,
serös,
eitrig.

Als Komplikation kann es zu einer

Amyloidose

kommen.

Das

Lungenemphysem

ist eine
irreversible Erweiterung
mit
Zerstörung
der
Alveolarräume.

Es entsteht eine
dauernde Unterversorgung
des Körpers mit
Sauerstoff.

Von
außen
ist ein Emphysem am
Faßthorax
sichtbar,
(dauernde Inspirationsstellung des Thorax)
desweiteren ist die
Atemverschieblichkeit
der **Zwerchfellgrenzen** eingeschränkt.

Das
Cor pulmonale

ist eine
Rechtsherzinsuffizienz
aufgrund einer
Lungenkrankheit
(z. B. Emphysem).

Durch die
fortschreitende Zerstörung
der
Alveolarstruktur
kommt es zu einer
Verminderung der Lungenkapillaren
und damit zu einem
erhöhten Druck
in den noch
verbleibenden Lungengefäßen
(pulmonaler Hochdruck).

Zunächst bildet sich eine
Rechtsherzhypertrophie
aus, dann eine
Rechtsherzinsuffizienz.

Asthma bronchiale

ist eine **anfallsweise** Atemnot
mit
meist **allergischer** Genese.

Es kommt beim Asthma zu einer
Kontraktion
der
glatten Muskulatur
der **kleinen Bronchien,**
zu einem
Ödem des **Flimmerepithels**
(Schleimhautödem)
und zur
Produktion
von
zähflüssigem Schleim.

Das
Leitsymptom
ist die
expiratorische Dyspnoe.

Die Patienten haben
im **Blut** und im **Auswurf**

eine

Erhöhung der Eosinophilen,

(Blut und Sputum)

sowie
Curschmann-Spiralen
und
Charcot-Leyden-Kristalle im Auswurf.

Komplikationen:

Der
Status asthmaticus
ist eine
lebensbedrohliche Komplikation,
bei der die Atemnot
anhält.
Der Patient kann am Rechtsherzversagen sterben.

 Weitere Komplikationen:

(bei längerer Krankheitsgeschichte)
Bronchitiden,
Pneumonien
(Lungenentzündungen).

Die klassische

Lobärpneumonie

wird durch
Pneumokokken
hervorgerufen.

Sie verläuft in
4 Stadien:

Anschoppung
(**Exsudat** in den Alveolarräumen),

rote Hepatisation
(zerfallende **Erys** im Alveolarraum),

graue Hepatisation
(**Leukos** im Alveolarraum)

und

Lysis
(**Verflüssigung** und **Abhusten**).

Atypische Pneumonien

werden hervorgerufen von

Viren,
Mykoplasmen,
Pilzen
oder
Protozoen.

Tuberkulose:

Mykobakterium tuberkulosis
und
M. bovis
verbreitet sich durch
Tröpfcheninfektion.

Zunächst
kommt es zur
Ausbildung des Primärkomplexes:
die
Inokulationsstelle
und der
**regionale Lymphknoten
verkäst**
(und **verkalkt eventuell** später.)

Bei **zunächst guter**
Abwehrlage
kann es
nach Jahrzehnten
zu einer **Reaktivierung** kommen:
Postprimär-Tbc.

Bei **schlechter**
Abwehrlage
kommt es zur Ausbildung von
vielen kleinen Verkäsungsherden
nicht nur
in der
Lunge:
Miliartbc.

Lungentumore:

Das
Bronchial-Ca
ist das
häufigste Malignom.

Rauchen stellt einen wesentlichen Kofaktor dar.

Silikosen:

Bei einer
dauernden Inhalation
von
Quarzstaub
oder von
Asbest
kommt es zum
bindegewebigen Umbau
von
Lungengewebe.
=
Lungenfibrose

Kennzeichen:
verminderte Vitalkapazität
(restiktive Ventilationsstörung)

VERDAUUNGSSYSTEM

Der histologische Aufbau des
Darmrohrs
ist im ganzen
Verdauungstrakt
gleich.

Von Innen nach Außen:

Mukosa   ▌▌▌▶ **Epithelschicht**
Schleimhaut
                 ▌▌▌▶ **Lamina Propria**

                 ▌▌▌▶ **Muscularis mucosa**

Submukosa

                 ▌▌▌▶ **Ringmuskelschicht**
Muscularis   *innen*
Muskelschicht ▌▌▌▶ **Längsmuskelschicht**
                      außen

Adventitia

In der
Submukosa
liegt der
Meißner'sche Plexus
(vegetative Nerven zur Steuerung der Mukosa)

Zwischen der
Ring-
und
Längsmuskelschicht
liegt der
Auerbach'sche Plexus.
Vegetative Nerven
zur Steuerung der
Darmperistaltik.

Der **Ösophagus**

ist etwa
30 cm lang
und
leitet die **Speise** in den **Magen**.

Es gibt **3** Ösophagus**engen**:
am
Kehlkopf, — *Glottis*
an der **Kreuzung** mit der
Aorta — *Bronchusbifurkation*
od. Zungenbeins
und am
Mageneingang. — *Kardiasphincter*
od. Zwerchfellenge
od. Pars abdominalis

Magen:

Der Magen liegt
intraperitoneal.

Im Magen erfolgt ein
enzymatischer Abbau
von
Eiweiß
durch den
Magensaft.

Der **Magensaft** enthält

Säure
aus den **Beleg**zellen,

Pepsin
(als **Vorstufe Pepsinogen gespeichert**)
aus den **Haupt**zellen.

Schleim.
aus den **Nebenzellen**
Zum Schutz des
Magenepithels
vor
Selbstverdauung.

Zusätzlich wird **im** Antrum
der sog.
Intrinsic-Faktor
produziert, der nötig ist, um
Vitamin B 12 zu **resorbieren.**

Die Magensaft**sekretion**
wird durch das **Hormon**
Gastrin
angeregt.

Der **Dünndarm**

wird unterteilt in das

Duodenum
(Zwölffingerdarm),

das **Jejunum**

und

das **Ileum**.

Das
Dünndarmepithel
bildet innen
Kerckring - Falten,
Zotten und Krypten
und
Mikrovilli.

Sie dienen der
Vergrößerung
der
resorbierenden
Fläche.

Das
Duodenum
liegt
retroperitoneal.

Hier **mündet** der
Gallengang
und der
Pankreasgang
gemeinsam
auf der
Papilla Vateri.

Die **Hauptverdauung** findet im Duodenum statt.

Das
Jejunum
und das
Ileum
liegen
intraperitoneal.

Der
letzte Abschnitt
des
Ileums
(das **terminale** Ileum)
enthält die
Peyer'schen Plaques
(Lymphfollikel).

Der
Dünndarminhalt
wird durch die
Bauhin'sche Klappe
in den
Dickdarm
weitergeleitet.

Der **Dickdarm**
ist, im
Gegensatz
zum
Dünndarm
reichlich bakteriell besiedelt.

Der **Hauptkeim** ist
E.coli.

Die physiologische
Dickdarmflora
ist wichtig für die
Verdauung
von
langkettigen Kohlehydraten,
für die **Ernährung des Dickdarmepithels**
und für die
Synthese von Vitamin K.

Vitamin K
ist ein
Baustoff
für
Gerinnungsfaktoren.

Der Dickdarm hat,
im Gegensatz
zum
Dünndarm,

Fettanhängsel,
(Appendices epiploicae)
Haustren,
und
Krypten mit viel schleimproduzierenden **Becherzellen.**
Der Dickdarm hat keine Zotten.

Der
aufsteigende
Ast des Kolons
(Colon **ascendens**),

sowie der **absteigende** Ast des Kolons
(Colon **descendens**)
liegen
retroperitoneal,

der Rest, nämlich
Blinddarm
(Caecum),
Colon transversum
und
Colon sigmoideum
liegt
intraperitoneal.

Das **Rektum** liegt
extraperitoneal.

Den **Abschluß** des Darmrohrs bildet der **4 cm** lange
Analkanal.

Im
Analkanal
befinden sich
Venenpolster.
(Plexus hämorrhoidalis)

Diese Venen können bei
variköser Umbildung
"Hämorrhoiden"
bilden.

Die
Bauchspeicheldrüse (Pankreas)
liegt
retroperitoneal.
Sie produziert die
meisten
Verdauungssäfte.

Bei einem
Ausfall des exokrinen Pankreas
liegt ein sog.
Fettstuhl
vor.

Die
Bauchspeicheldrüse
wird durch das Hormon
Sekretin
angeregt.

Ferner enthält die
Bauchspeicheldrüse
das
Inselorgan (endokrin).

In diesen
Langerhans'schen Inseln
wird
Insulin
produziert.

Alle **Venen** der
Verdauungsorgane
(alle unpaaren Bauchorgane)
münden in die
Pfortader.

Die
Pfortader
mündet in die
Leber.

Die
Leber
filtert das
Blut.

Die
Leber
liegt
intraperitoneal.

Sie ist für die
Blutzusammensetzung
(Zucker, Eiweißgehalt etc.)
verantwortlich.

Als
Verdauungs**drüse**
produziert
sie die
Galle.

Die
Galle
wird in der
Gallenblase
gespeichert.

Der
Gallenfluß
wird durch das Hormon
Cholezystokinin
angeregt.

Merke:

retroperitoneal liegen:

 Duodenum

 Colon ascendens

 Colon descendens

 Pankreas

extraperitoneal liegt:

 das Rektum.

Alle anderen **Verdauungs**organe der Bauchhöhle liegen **intraperitoneal.**

Verdauung von **Nährstoffen**:

Kohlehydrate
(Zucker, Stärke, etc.)
werden im
Mund
und im
Duodenum
gespalten.

Eiweiße
werden im
Magen
und im
Duodenum
gespalten.

Fette
werden
nur
im
Duodenum
gespalten.

Zur **Fettspaltung**
und
Resorption
ist
Gallensaft
nötig.

Das **Ösophaguskarzinom**

hat als
Leitsymptom
die
Dysphagie
(das Gefühl, daß die Speise
an einem bestimmten Punkt steckenbleibt),
Gewichtsabnahme
und ev.
Regurgitationen.

Jede
Dysphagie
im
fortgeschrittenen Alter
ist
karzinomverdächtig.

Bei der **Ulkuskrankheit**

unterscheidet man das
Duodenalulkus
und das
Magenulkus.

Patienten, die ein
Duodenalulkus ,
haben sind in der Regel
jünger,
neigen zur
Obstipation
und haben
wenig veränderte Laborwerte.

Patienten, die ein
Magenulkus
haben, sind meist
älter,
fühlen sich krank,
haben **ev, Fieber**
und eine
erhöhte Senkung.

Das **Magenulkus** kann **entarten**.

Allgemeine **Komplikationen** eines Ulkus:

Perforation,
Penetration
(Einbruch in andere benachbarte Organe),
Blutung
und
Stenosenbildung
(durch **Narbenzug**.)

Das Magen-Ca:

Ein
erhöhtes Risiko
haben Patienten, die
magenreseziert
sind,

Patienten mit
vielen Magenpolypen
und Patienten mit

perniziöser Anämie
(chronisch atrophische Gastritis)
und Patienten mit

Ulcera.

Ein Magen-Ca kann sich durch die sog.
Virchow'sche Drüse
bemerkbar machen.
Die **Virchow'sche Drüse** ist ein
schmerzlos vergrößerter Lymphknoten links,
direkt über dem
medialen Ende der Clavicula.

Das
Magen-**Früh**karzinom
ist ein Karzinom,
das **auf die Schleimhaut beschränkt** ist;
es ist
heilbar.

Die
einheimische Sprue
(Erwachsenenform)
und die
Zöliakie
(kindliche Form):

Es handelt sich um eine
Allergie
auf
Gluten.
(Getreidebestandteile)

Es liegt eine
Malabsorption
vor.

Der **M. Crohn**:

Diese Krankheit tritt
bevorzugt
im
terminalen Ileum
auf.

Die Erkrankung befällt
alle Wandschichten
des
Darms.

Es besteht eine
Neigung
zur
Fistelbildung.

Im
Röntgenbild
sieht man
segmentale Stenosen
und eine
Wandstarre.

Endoskopisch
ist ein
Pflastersteinrelief
erkennbar.

Im Rahmen dieser Erkrankung treten
noch weitere Symptome
von seiten der
Haut,
Leber
und
Gelenke
auf.

Die
Colitis ulcerosa:

diese Krankheit tritt
bevorzugt
im
Dickdarm
(Rektum)
auf.

Die Erkrankung ist auf die
Mukosa
beschränkt.

Endoskopisch
kommt es zur Bildung von
Pseudopolypen.

Es treten
blutig-eitrige
Durchfälle
auf, und es besteht ein

erhöhtes
Karzinomrisiko.

Das
Dickdarmkarzinom
entsteht oft
auf dem Boden von
Polypen.

Leitsymptom
ist der
Wechsel
von
Verstopfung
und
Durchfall
mit
okkultem
(verborgenes)
Blut im Stuhl.

Die akute **Appendizitis**:

Leitsymptom
ist der
Druckschmerz
am
McBurney'schen Punkt
(die halbe Strecke zwischen Nabel und rechten Hüftknochen
Spina iliaca anterior superior)
und der
Druckschmerz
am
Lanz'schen Punkt
(rechtes Drittel des Abstands der beiden Hüftknochen),
sowie der
Loslaßschmerz
und der
gekreuzte Loslaßschmerz
(die spiegelbildlichen Punkte der Appendixdiagnostik links).

Ein
Loslaßschmerz
weist auf eine
Beteiligung
des
Bauchfells
hin.

Ferner hat der Patient
Fieber,
die rektale-axilläre Temperaturdifferenz beträgt mehr als 1 °C
eine **beschleunigte Senkung,**
Leukozytose
und
Schmerzen im **Douglas-Raum**
bei
rektaler Austastung.

Weiterhin ist das
Rovsing-Zeichen positiv
Schmerzen beim retrograden Ausstreichen des Colon ascendens
und das **Psoas-Zeichen**
Schmerzen bei der akitven Beugung des rechten Beins im Hüftgelenk

Die akute Pankreatitis

hat als
Leitsymptom
den
Gummibauch
(eine **elastische Bauchdeckenspannung**).

Bei der
akuten
Pankreatitis besteht
Schockgefahr.

Das Pankreas-Ca

macht sich durch einen
Verschluß
der
Gallenwege
bemerkbar.

Die **Gallenblase** ist
schmerzlos vergrößert
tastbar
(Courvoirsier'sches Zeichen).

Leberkrankheiten:

Die
Virushepatitis
wird durch
Hepatitisviren
der Gruppe
A, B, C, D oder E
hervorgerufen

Die
Hepatitis A und E
wird
fäkal-oral
übertragen;

die
Hepatitis B, C und D
**vorwiegend
parenteral.**

Die
Hepatitis A und E
haben eine
Inkubationszeit
von
2 bis 6 Wochen;

die
Hepatitis B
von
2 bis 6 Monaten;

die
Hepatitis C
von
4 bis 6 Wochen;

die
Hepatitis D
von
3 bis 12 Wochen.

Die
Virushepatitiden
können ein
grippeähnliches
Frühstadium
haben.

Komplikationen:

Bei der
Hepatitis A und E
kann es zum
akuten Leberzerfallskoma
kommen, aber
nie
zu
chronischen
Komplikationen.

Bei den anderen Hepatitisformen kann es zusätzlich zur
chronisch aggressiven
oder zur
chronisch persistierenden Hepatitis
kommen.

Gallensteine:

Komplikationen von
Gallensteinen
sind:
Gallenblasenentzündung,
Koliken,
Karzinom der Gallenblase,
Perforation
in die
freie Bauchhöhle
oder **Penetration** in das
Duodenum oder ins Colon.

STOFFWECHSEL

Vitamine

Die Vitamine
E,
D,
K
und
A
sind
fettlöslich.

Bei
vermehrter Applikation
von
Vitamin
A
und
Vitamin
D
ist mit
klinischen Überdosiserscheinungen
zu rechnen.

Stoffwechselkrankheiten

Gicht:

bei der Gicht kommt es zu
erhöhten Harnsäurewerten
im
Blut.
Harnsäure
entsteht beim
Abbau von Zellkernen (Purine).

(1) Der ▥➤   Gicht-**anfall**
ist eine
Gelenksentzündung
Arthritis,
meist am
Großzehengrundgelenk. – Podagra

Gichtanfälle
können u. a. durch
Eß- und Trinkgelage,
und durch
Fasten
ausgelöst werden.

(2) Die ▥➤   **latente Gicht**
Erhöhung der Harnsäurewerte
auf **über 7 mg%**
ohne weitere klinische Symptome

(3) Die ▥➤   **chronische Gicht**
sichtbare Ablagerungen der Harnsäure in Form von Tophi

Man empfiehlt dem Patienten allgemein eine
purinarme
Kost.

Der Diabetes

Man unterscheidet einen
Diabetes Typ I
(**juveniler** Diabetes)
und einen
Diabetes Typ II
(**Alters**diabetes).

Beim
juvenilen Diabetes
liegt ein
absoluter Mangel
an
Insulin
vor, es muß deshalb
ständig Insulin substituiert
werden.

Beim
Diabetes Typ II
liegt ein
vermindertes Ansprechen
der
Rezeptoren
auf
Insulin
vor.

Man kann hier durch **Diät** mehr erreichen.

Komplikationen

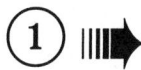 **Komata.**

Man unterscheidet das
ketoacidotische
und das
hyperosmolare
Koma.

Das
ketoacidotische Koma
kommt beim
Diabetes **Typ I** vor.

Es geht mit
trockener, überwärmter Haut
und
Schleimhaut
einher, sowie einer
Kussmaul'schen Atmung.
Die Ausatemluft des Patienten riecht nach Aceton, bzw. obstähnlich.

Das
hyperosmolare Koma
kommt beim
Diabetes **Typ II**
vor und zeigt im wesentlichen eine
unspezifische cerebrale Symptomatik
(Krämpfe, Bewußtseinsstörungen etc.).

(2) ▮▮▮▶   ## Retinopathia diabetica
Netzhautveränderungen des Auges
Mikroangiopathie

Aneurismata (schlechte Neusied.) → Gefäße
Deckungen ↓ (Makrophaghn)
Netzhautablösen durch Narbenzüge

(3) ▮▮▮▶ ## Glomerulosklerose Kimmelstiel-Wilson
Nephropathia Diabetica

mit
Ausbildung eines
nephrotischen Syndroms
Mikroangiopathie

- Proteinurie
- Hypoproteinämie
- Hyperlipidämie
- Ödeme

(4) ▮▮▮▶ ## Neuropathia diabetica:
Mikroangiopathie
handschuh-
und
strumpfförmige Polyneuropathien,
Kennzeichen:
nächtlich brennende Fußsohlen
burning feet

Wadenkrämpfe
Verlust des Vibrationsempfindens in der Peripherie

und die Ausbildung von

... o vegetative Nerven sind betroffe
⇒ Herzfrequenzstarre (Herztod)
⇒ Magenentleerungsstörungen (Gastritis, ...)

(5) ▮▮▮▶ ## Arteriosklerose
Makroangiopathie
hauptsächlich beim
Diabetes Typ II

o chronische arterielle Verschlußkrankheit
o Claudatio intermittens
o arterielle Gangräne

xox Vorlesungen werden nicht bemerkt

Fettstoffwechselstörungen

Beim Vorliegen einer
Hypercholesterinämie
ist mit der Entwicklung von
Arteriosklerose
zu rechnen, besonders,wenn es sich um eine
Erhöhung
der
LDL
handelt.

Man empfiehlt den Patienten auf
Cholesterin
und
gesättigte Fette
zu verzichten.

NIERE

Zu den

Harnorganen

gehören:

**Niere,
Ureter,
Harnblase,
Urethra** .

Alle Harnorgane
liegen
retro-,
bzw.
extraperitoneal.

Die
Niere
ist
atemverschieblich
und von einer
Organkapsel
umgeben.

Um die
Organkapsel
und um die
Nebenniere
liegt die
Fettkapsel.

Der
Nierenhilus
(Ein- und **Austrittspunkt** der **Gefäße)**
liegt etwa in Höhe des
1. Lendenwirbels.

Feinbau der Niere:

Die
kleinste physiologische Einheit
der
Niere
ist das
Nephron.

Es besteht aus
Bowman'scher Kapsel,
proximalem Tubulus,
Henle'scher Schleife,
und
distalem Tubulus.

An den
distalen Tubulus
schließt sich als
Ableitungssystem
das
Sammelrohr
an.

Alle
Sammelrohre
münden ins
Nierenbecken.

In die
Bowman'sche Kapsel
ragen
Kapillarschlingen
die sog.
Glomerulumschlingen.

Die
Glomerulumschlingen
mit der
Bowman'schen Kapsel
drumherum,
sowie der
proximale
und der
distale Tubulus
liegen in der
Nieren**rinde**.

Die
Henle'sche Schleife
und die
Sammelrohre
liegen im
Nieren**mark**.

Physiologische Aufgaben

Die
Glomerulumschlingen
filtrieren
das
Blut
(glomeruläre Filtrationsrate etwa **120 ml/Min.**)
=
Ultrafiltrat.

Das
Ultrafiltrat
wird durch die
Bowman'sche Kapsel
aufgefangen
und an den
proximalen Tubulus
weitergeleitet.

Der
proximale Tubulus
selektiert
die **Substanzen**, die
ausgeschieden
werden sollen
von denen, die
wieder in den Körper **aufgenommen**
werden sollen.
(Resorption und **Sekretion).**

In der
Henle'schen Schleife
erfolgt eine
Konzentration
des
Tubulusinhalts
(Wasserresorption)
nach dem
Haarnadelgegenstromprinzip.

Im
distalen Tubulus
findet die
Feineinstellung
der
Konzentration
der
ausgeschiedenen Substanzen
statt.

Außerdem kann der
distale Tubulus
(Macula densa)
in Verbindung mit dem
Gefäßsystem
(Polkissen)
den
Blutdruck
regeln

Macula densa
und
Polkissen
bilden zusammen den
juxtaglomerulären Apparat

Wenn das
Nephron
schlecht durchblutet
wird, schüttet der

juxtaglomeruläre Apparat
(= Macula densa + Polkissen)
das **Hormon**
Renin
aus.

Renin
setzt das Hormon
Angiotensin
frei.

Angiotensin
erhöht
den
Blutdruck
durch
Konstriktion
(Zusammenziehen)
peripherer Arteriolen.

Der
Urin
fließt über die
Sammelrohre
ins
Nierenbecken,

Von dort durch die
Harnleiter
(Ureteren)
in die
Blase.

Alle
harnableitenden Wege
sind mit
Übergangsepithel
ausgekleidet.

Die
Blase
ist ein
Hohlkörper
aus
glatter Muskulatur
(M. detrusor vesicae),
der sich bei der
Miktion
kontrahiert.

Direkt am
Blasenausgang
ist ein
glattmuskulärer Sphincter .
(unwillkürlich inneriert)

Am Durchtritt durch den muskulären Beckenboden
befindet sich ein
2. Sphincter,
der **quergestreift** ist
(**willkürlich** inneriert).

Die
Urethra
(Harnröhre)
leitet den Urin aus der Blase **nach außen ab.**

Urinbefunde

Der normale
Nüchternurin
(Morgenurin)
enthält
weder Eiweiß noch Glucose.

▶ **Bilirubin** oder **Urobilinogen**
weisen auf eine
Leberfunktionsstörung
hin.

▶ **Blut**
kann nach
Entzündungen
oder nach
intensiver sportlicher Betätigung
zu finden sein.

▶ **Leukozyten im Sediment**
sind beweisend für eine
Entzündung

▶ **Bakterien**
(ohne Leukos)
weisen auf eine
Verunreinigung
hin.

Ab einer Keimzahl von 100.000 pro ml Urin ist eine
Infektion wahrscheinlich.

Krankheiten der Harnorgane

Eine
Blasenentzündung
macht sich durch
Brennen
beim
Wasserlassen,

Pollakisurie
(häufiges Wasserlassen, kleine Mengen)
und meist noch durch

Nykturie
(nächtliches Wasserlassen)
bemerkbar.

Im Urin kann
Nitrit
nachweisbar
sein
(Bakterienabbauprodukt).

Die
Glomerulonephritis
ist eine
Entzündung
der
Glomerulumschlingen.

Die chronische Form heißt auch
nephrotisches Syndrom.

Charakteristisch ist die Trias:

Proteinurie,

Hypoalbuminämie
(zu wenig Albumin im Blut)
und

Hyperlipidämie
(zu viel Fett im Blut).

Sie entsteht gern im Anschluß an eine
Infektion
mit
β-hämolysierenden Streptokokken
(z. B. Angina tonsillaris).

Klinisches Kennzeichen:

Augenlidödeme.

Eine
Nierenkolik
kann durch
Steine,
Thromben
oder
Blutkoagel
entstehen, die den
Abfluß des Urins
aus dem
Ureter
verhindern.

Der
Schmerz
kann
in die **Leiste** ausstrahlen
und wird in der Regel
subjektiv
als
sehr stark
empfunden.

Eine
schmerzlose
intermittierende
(unregelmäßig auftretende)
Makrohämaturie
(große Mengen von Blut im Urin)
ist das
Leitsymptom
für das
Nierenkarzinom.

 Sie ist immer abklärungsbedürftig!

WASSER-, ELEKTROLYT- UND SÄURE/BASEN-HAUSHALT

Der Wasserhaushalt

Eine
Veränderung
des
Gesamtwassergehalts
innerhalb einer **Zelle**
führt zu einer
reduzierten Bildung
von
ATP.

Deshalb sind die
klinischen Symptome
einer
Dehydratation
(zu wenig Wasser)
und einer
Hyperhydratation
(zu viel Wasser)
gleich.

Sie machen sich hauptsächlich am
Gehirn
bemerkbar durch:

allgemeinen Leistungsabfall,
Schläfrigkeit bis **Koma,**
Epilepsie etc.

Beispiel:

Das
diabetische Koma:

Durch die
glucosegebundene Wasserausscheidung
kommt es
beim nicht erkannten Diabetes
zu einem
allgemeinen Wasserverlust.
(Dehydratation)

Die
Glucose,
die
im Blut gelöst
ist, sorgt für eine
Erhöhung des osmotischen Drucks
im
Gefäßsystem,
so daß man
bei diesem speziellen Beispiel
von einer
hypertonen Dehydratation
spricht.

Elektrolyte:

Das
Ion
geladenes Teilchen
das
im Extrazellulärraum
(außerhalb der Zelle)
und
im Blut
eine
hohe Konzentration
erreicht ist das
Natrium-Ion.

Das **Ion**, das
im Intrazellularraum
(innerhalb der Zelle)
eine
hohe Konzentration
erreicht , ist das
Kalium-Ion.

Da man die
intrazelluläre Konzentration von Kalium
nicht messen kann,
ist der
Blut - Kalium - Wert
nur
beschränkt aussagekräftig.

Säure-Basen-Haushalt:

Die **Niere**
kann
Säure- und Basenäquivalente
abgeben.

Die **Lunge**
kann
Kohlendioxid
(ein **Säure**äquivalent)
abgeben.

Niere und **Lunge**
ergänzen sich
im Hinblick auf die
Regulation
des
Säure-Basen-Haushalts.

Bei einer

Azidose

(**Übersäuerung** des Körpers)
gibt die Lunge durch eine
forcierte Atmung
(Hyperventilation)
viel

Kohlendioxid

ab.

Eine
klinische Azidose,
wie z. B. beim

keto-azidotisches Koma

beim
Diabetes Typ I
erkennt man an einer
Hyperventilation
(tiefe, forcierte Atemzüge).

Diesen Atmungstyp nennt man auch

Kussmaul'sche Atmung.

BEWEGUNGSAPPARAT

Knochen:

Knochen bestehen aus
Kompakta
und
Spongiosa
(schwammähnliche Anordnung der Knochenbälkchen).

In der
Kompakta
liegen die
Havers'schen Systeme.

Bei den
langen Röhrenknochen
heißen die Enden
Epiphysen
und die Mitte
Diaphyse.

In den **Epiphysen** befindet sich **rotes Knochenmark,**
in den **Diaphysen** befindet sich, beim Erwachsenen, **Fettmark.**

Die Knochenzellen heißen
Osteozyten.

Sie unterteilen sich in
Osteoblasten
(knochenaufbauend)
und
Osteoklasten
(knochenabbauend).

Knochen **entstehen entweder** aus einer
bindegewebigen
oder
knorpeligen
Vorstufe.

Beim **wachsenden** Knochen befindet sich in der
knorpeligen Epiphyse
der
knöcherne Epiphysenkern.

Die
knorpelige Zone
zwischen Diaphyse und Epiphysenkern
ist die
Wachstumsfuge.

Die
Verknöcherung
der
Handwurzelknochen
kann zur
Bestimmung des biologischen Alters
herangezogen werden.

Gelenke:

Ein Gelenk besteht aus
den artikulierenden Knochen,
einer **Kapsel**,
und, eventuell,
Hilfstrukturen
(Bänder, Disci, Menisci).

Im **Gelenkspalt**
befindet sich
Gelenkschmiere (Synovia).

Es gibt Gelenke mit :

Knochenführung,
(z. B. das **Hüftgelenk**),

Bandführung und
(z. B. das **Kniegelenk**),

Gelenke mit **Muskel**führung
(z. B. das **Schultergelenk**).

Die **Wirbelsäule**

besteht aus
24 freien Wirbeln
7 Halswirbeln
12 Brustwirbeln
5 Lendenwirbeln

dem **Kreuzbein**
(bestehend aus **5 zusammengewachsenen** Wirbeln)

und dem **Steißbein**.

Ein **Wirbel**

besteht aus
Wirbelkörper und **Wirbelbogen**.

Jeder Wirbel**bogen** hat **7 Fortsätze**:

1 Dornfortsatz,

2 Querfortsätze,

4 Gelenkfortsätze
(je 2 Paar nach oben und nach unten).

Obere Extremität:

Der knöcherne Schultergürtel

besteht aus dem
Schlüsselbein
und dem
Schulterblatt.

Das
Schulterblatt
bildet zusammen mit dem
Oberarmknochen
das
Schultergelenk.

Die **Handwurzelknochen** heißen:

**Kahnbein (Os scaphoideum),
Mondbein (Os lunatum),
Dreiecksbein (Os triquetrum),
Erbsenbein (Os pisiforme),**
großes und kleines **Vielecksbein
(Os trapezium, Os trapezoideum),
Kopfbein (Os capitatum),
Hakenbein (Os hamatum).**

Die **Fußwurzelknochen** heißen:

**Fersenbein (Os calcaneum),
Sprungbein (Talus),
Kahnbein (Os naviculare),**
drei **Keilbeine (Os cuneiforme mediale, ... intermedium, ... laterale),
Würfelbein (Os cuboideum).**

Muskeln dienen der **Bewegung**.

Man unterscheidet:

glatte Muskulatur ,
quergestreifte Muskulatur
und
Herzmuskulatur.

Muskelfasern
enthalten
Aktin-
und
Myosinfilamente.

In der
Skelettmuskulatur
liegen die **Filamente** in einem
hochgeordneten Zustand
vor,er erscheint deshalb
quergestreift,

beim
glatten Muskel
in **weniger geordnetem** Zustand.

Die **Herz**muskulatur
enthält **hochgeordnete** Filamente.
Sie ist ebenfalls
quergestreift.

Hilfseinrichtungen der Muskulatur:

Sehnen
strahlen in das
Periost
und in den
Knochen
ein.

An
Stellen hoher Beanspruchung
können
Sehnenverknöcherungen
(Sesambeine, Kniescheibe)

Sehnenscheiden
oder

Schleimbeutel.
entstehen.

Eine
motorische Einheit
besteht aus einem
Nerv
(aus der grauen Substanz des Rückenmarks)
und den, durch ihn innervierten
Muskelfasern.

Muskeln, die **sehr fein** zu steuern sind,
(Augenmuskeln)
enthalten viele
motorische Einheiten.
(Innervationseinheiten)

Der
M. glutaeus maximus
(Hüftstrecker)
ist der
größte Muskel
des menschlichen Körpers.

Der
M. stapedius
(im Mittelohr)
ist der
kleinste quergestreifte
Muskel des Körpers.

Der Knochenbruch:

Der
Gewaltbruch
betrifft den **gesunden** Knochen.

pathologische Frakturen
betreffen den **vorgeschädigten** Knochen
(**Osteoporose, z. B.**)

Sichere Frakturzeichen
sind:

Formabweichung,

abnorme Beweglichkeit

Krepitation
Reiben der frakturierten Knochenenden aneinander bei Bewegung

Sichtbarwerden
des frakturierten Knochens bei
offenen Frakturen

Unsichere Zeichen
sind:

Schmerz,

Schwellung,

Hämatom,

eingeschränkte Gebrauchsfähigkeit.

Bei **Kindern** gibt es die sog
Grünholzfraktur:

die beiden
Bruchenden
werden durch einen
intakten Periostschlauch
zusammengehalten.

Frakturheilung:

Die primäre Heilung

erfolgt bei
**absoluter Ruhigstellung,
bester Durchblutung**
und
**gutem Kontakt der Knochenenden
(Osteosynthese).**

Die **sekundäre** Heilung

läuft unter Bildung eines
Narbenkallus ab
(Gips).

Im Ergebnis sind beide Heilungsarten
gleichwertig.

Krankheiten

Rachitis

ist eine
Kinderkrankheit,
die auf einer
verminderten Aktivität
von
Vitamin D
beruht.

Die Knochen
verkalken mangelhaft.

Osteoporose

ist eine
**allgemeine Verminderung der Knochensubstanz
(nicht nur Entkalkung!).**

Mit
vermehrter Osteoporose
ist im
Klimakterium
zu rechnen.

Eine **Skoliose**

ist eine
**knöchern fixierte
seitlich verbogene Wirbelsäule**
mit
rotatorischer Komponente.

Kennzeichen ist der
Rippenbuckel
beim
Vorbeugen.

Der **M. Bechterew**

ist eine
Entzündung
der
kleinen Wirbelgelenke
mit anschließender
Verknöcherung.

Der Beginn der Erkrankung ist am
Iliosakralgelenk.

Die Erkrankung führt zu einer
Versteifung
der
Wirbelsäule.

HNO

Das **Ohr** besteht aus

äußerem Ohr,
Mittelohr
und
Innenohr.

Zwischen
äußerem Ohr
und
Mittelohr
liegt das
Trommelfell.

Im **Mittel**ohr

liegen die **Gehörknöchelchen**

Hammer,
Amboß
und
Steigbügel.

Zur **Belüftung** des **Mittelohrs**
dient die
Eustach'sche Röhre
(Tuba auditiva).

Das **Innen**ohr

besteht aus dem
Labyrinth:

Schnecke
(Cochlea),

Vestibulum
und den

3 Bogengängen.

Das
Vestibulum
und die
Bogengänge
gehören zum
Gleichgewichtsorgan.

Die Afferenzen des Gleichgewichtsorgans werden über den
N. statoacusticus (VII. Hirnnerv)
ins
Gehirn
geleitet.

Krankheiten

Der **M. Meniere**

geht mit
einseitiger Schwerhörigkeit,

Schwindel
und

einseitigem Ohrgeräusch
einher.

Er tritt **anfallsweise** auf.

Die **Altersschwerhörigkeit**

ist ein
Hochtonverlust.

Die Nase:

Die **Nasenhaupthöhle**

ist durch das
Nasenseptum
in
2 Teile unterteilt.

An den
lateralen Nasenwänden
befinden sich
jeweils 3 Knochen:

die
obere,
mittlere
und
untere Nasenmuschel.

Über der
oberen Muschel
mündet die
Keilbeinhöhle (Sinus sphenoidalis).

Unter der
oberen Muschel
im oberen Nasengang
münden
die hinteren **Siebbeinzellen**
(Sinus ethmoidalis).

Unter der
mittleren Muschel
im mittleren Nasengang
die **Kieferhöhle (Sinus maxillaris)**
die **Stirnhöhle (Sinus frontalis)**, sowie die
vorderen **Siebbeinzellen**
(Sinus ethmoidalis)
im **Hiatus semilunaris.**

Unter der
unteren Muschel
im unteren Nasengang
mündet der
Tränennasengang.

Die Nase ist ausgekleidet mit
Flimmerepithel.

Mundhöhle, Pharynx:

Der **Erwachsene** hat
32 Zähne,
das **Milchgebiß** besteht aus
20 Zähnen.

Im Mundbereich münden viele kleine

Speicheldrüsen,
sowie die

Ohrspeicheldrüse,
(Gl. parotis),

die
Unterzungendrüse
(Gl. sublingualis)
und die

Unterkieferdrüse
(Gl. submandibularis).

Der Mensch hat
4 Mandeln:

2 Gaumenmandeln,
1 Rachenmandel,
1 Zungengrundmandel.

Alle zusammen bilden den
Waldeyer'schen Rachenring.

Die Zunge besitzt :

Zungenpapillen
Pilz-
Faden-
Blatt-
und
Wallpapillen.

Sie dienen als
Geschmacks-
und
Tastorgane,
sowie als
Temperaturfühler.

Die **Zunge** nimmt :

vorn den Geschmack **süß** wahr,
hinten bitter,
seitlich sauer
und
dazwischen salzig.

Alle anderen
"**Geschmacks**wahrnehmungen"
sind in Wirklichkeit
Geruchswahrnehmungen,
die über den **1. Hirnnerven** geleitet werden.

Der **Kehlkopf**

besteht aus einem
Knorpelgerüst.

Zwischen den Knorpeln
ist das
Stimmband
ausgespannt.

Die Kehlkopf**muskulatur**
wird vom
N. recurrens
innerviert,
(einem Ast des N. vagus)

Die **Schleimhaut**
enthält
viel lockeres Bindegewebe,
sodaß sich ein
Ödem
hier
gut ausbreiten kann.
(Erstickungsgefahr)

Krankheiten

Das, als
Glossitis
bezeichnete
Zungenbrennen
ist oft **Hinweis** auf eine
Anämie.

Hierbei kann die Zunge **alle Papillen verlieren**, sodaß nur noch ein **Schleimhautüberzug**
übrig bleibt

=

Lackzunge
(Anämiezeichen).

Das Auge:

Die äußere Augenhaut
besteht aus

Cornea, der **Hornhaut**
(durchsichtig)
und der

Sklera
(weiß).

Über der **Sklera**
liegt im
vorderen Bereich
des Auges die
Augenbindehaut
(Konjunktiva).

Die **mittlere Augenhaut**
besteht aus der

Aderhaut ,
dem

Ziliarkörper
(dem Aufhängeapparat der Linse)
und der

Regenbogenhaut
(Iris).

Der **Ziliarkörper**
und die
Iris
bestehen aus
glatter Muskulatur,
die von
vegetativen Fasern
versorgt werden, die mit dem
3. Hirnnerven
laufen.

Die **innere Augenhaut**

ist die

Retina.

Sie besteht aus einem
Pigmentepithel,
der Schicht der
Photorezeptoren
und
Nervenzellen.

Ein
Teil der Sehinformation
wird bereits in der
Retina
verarbeitet.

Krankheiten

Katarakt

ist eine **Linsentrübung**
(**grauer** Star).

Glaukom

ist eine
Druckerhöhung
im
Innern des Auges
(**grüner** Star).

Ein **akuter Glaukomanfall**
geht mit
erheblichen allgemeinen vegetativen Symptomen
einher
(bis zum akuten Abdomen).

Ein **chronisches Glaukom** kann zur **Erblindung** führen.

NEUROLOGIE

Eine
Nervenzelle
heißt
Neuron.

Sie besteht aus einem
Nervenzellkörper
und einem mitunter recht langem
Fortsatz,
dem
Axon
oder
Neurit.

Anatomische "Nerven",
wie z. B. der
N. vagus
enthalten eine
Vielzahl
von
Neuriten und Bindegewebszellen.

Im
Neuriten
erfolgt die
**Erregungsleitung
elektrisch,**
d. h. durch den
Einstrom von **Natriumionen.**

Schnelleitende Nerven
besitzen eine
zusätzliche Umhüllung:
die
Schwann'sche Scheide
oder
Myelinscheide.

Sie besteht aus einer
Reihe von Hüllzellen,
den
Schwann'schen Zellen.

Die
Zellgrenzen
der
Schwann'schen Zellen
nennt man
Ranvier'sche Schnürringe.

Kontaktstellen
von Nerven
untereinander
oder
an den Erfolgsorganen
heißen
Synapsen.

Die
Erregungsübertragung
in den
Synapsen
erfolgt mittels eines
chemischen Botenstoffes (Transmitter).

Die
Synapse
zwischen einem
motorischen Nerv
und einer
quergestreiften Muskelfaser
heißt
motorische Endplatte.

Ihr chemischer
Überträgerstoff
ist
Acetylcholin.

Im
Rückenmark
unterscheidet man die

graue Substanz
und die

weiße Substanz.

Die **graue** Substanz
enthält die
Nervenzellkörper;
sie hat einen
annähernd schmetterlingsförmigen Querschnitt..

Sie besteht aus dem
Hinterhorn
(für **sensible Afferenzen**),
dem

Seitenhorn
(vegetative Neurone)
und dem

Vorderhorn
(motorische Efferenzen).

Die **weiße** Substanz
enthält
nur Nervenzellfortsätze.
(Neuriten, Axone)
mit ihren
Hüllzellen

Im
Gehirn
unterscheidet man den

Hirnstamm,
das

Zwischenhirn
und das

Großhirn.

Der
Hirnstamm
enthält
viele vegetative Zentren
(Atemzentrum, Kreislaufzentrum)
und das
Kleinhirn.

Das
Kleinhirn
dient der
Koordinierung
der
Stütz- und Haltemotorik.

Das
Großhirn
dient höheren
intellektuellen
Funktionen
(Sprachzentren, **intendierte** Bewegungen etc.)

Vom

Großhirn

ausgehend gibt es
2 Systeme,
die
motorische Impulse
leiten:

die
Pyramidenbahn (Willkürmotorik)
und die

extrapyramidale Motorik
(unwillkürliche Bewegungen, Mimik, Gestik etc.).

Die
Pyramidenbahn
entspringt von der
Großhirnrinde
(dem Gyrus präcentralis).

Die
extrapyramidale Motorik
entsteht in einem
Zusammenspiel
der
Basalganglien.

Basalganglien
sind z. B: der
Nucleus caudatus,
das
Putamen
und der
Globus pallidus.

Beim
**Ausfall der Pyramidenbahn
und der
Extrapyramidalmotorik**
kommt es zu einer
spastischen Lähmung.

Die
linke Gehirnhälfte
steuert i. d. R. die
**rechte Körperseite,
und
umgekehrt.**

ARDEA im Internet **http://www.ardea.de**

Im Gehirn gibt es
4 Ventrikel:

2 Seitenventrikel
im **Großhirn**, der

3. Ventrikel
liegt im **Zwischenhirn**,

der **4. Ventrikel**
liegt im **Hirnstamm**
unter dem **Kleinhirn**.

In den Ventrikeln wird
Liquor
produziert.
(Plexus chorioideus)

Reflexe:

man unterscheidet
Muskel**eigen**reflexe
und
Fremdreflexe.

Ein
Reflexbogen
besteht aus dem
afferenten Neuron,
den
Umschaltzellen im Rückenmark oder Gehirn,
und den
efferenten Vorderhornzellen.

Muskel**eigen**reflexe

werden dadurch
ausgelöst,
daß man
(mit dem Reflexhammer)
die
Sehne
des betreffenden Muskels
dehnt.

Als Antwort bekommt man eine
Muskelzuckung.

Beispiele:

Bizepssehnenreflex,
Patellasehnenreflex,
Achillessehnenreflex.
Radiusperiostreflex
Tricepssehnenreflex

Muskel**eigen**reflexe
sind
abgeschwächt,
bzw. **fehlen,**
wenn die
motorische Vorderhornzelle,
der
Nerv
oder der
Muskel
geschädigt sind
(z. B. Poliomyelitis, Ischias).

Bei der
Spastik
sind Muskeleigenreflexe
erhöht.

Fremdreflexe

sind
Muskelkontraktionen
als
Antwort
auf
Berührungsreize
der
Haut
(z. B. Bauchhautreflexe).

Die
Bauchhautreflexe
sind bei
Multipler Sklerose
vermindert.

Eine dritte Gruppe von Reflexen gibt
Auskunft
über die **Bahnen**, die vom
Großhirn peripherwärts
laufen.

Diese Reflexe
(Pyramidenbahnzeichen)
sind
nur auslösbar,
wenn die Verbindungen vom Großhirn
zur
Vorderhornzelle des Rückenmarks
unterbrochen sind.

Z. B. beim Schlaganfall
oder
Rückenmarkschäden.

Ein Beispiel dafür ist der
Babinsky-Reflex.

Die Sehbahn:

Die gesamte
rechte Gesichtsfeldhälfte
beider Augen
wird auf die
linke Gehirnhälfte
abgebildet.

Deshalb
kreuzt ein Teil der Fasern der Sehnerven
in Höhe der
Sella turcica
auf die andere Seite
(Chiasma n. optici).

Daraus ergibt sich:

Beim
Ausfall des Sehnerven
eines Auges
=
Blindheit des Auges (Anopsie).

Beim
Ausfall der sich kreuzenden Fasern
(z. B. Hypophysentumor)
=

Scheuklappenblindheit
(bitemporale Hemianopsie)
Ausfall der rechten und linken
äußeren Gesichtsfeldanteile.

Beim
Ausfall der Bahn,
nachdem
die Fasern gekreuzt haben
(Tractus opticus)
=

einseitige Ausfall **einer** Gesichtsfeldhälfte
(homonyme Hemianopsie).

Die 12 Hirnnerven heißen:

1. Nervus olfaktorius
(Riechnerv),
2. N. opticus
(Sehnerv),
3. N. oculomotorius
(Augenbulbusbewegung, Lidhebung und Pupillenmotorik),
4. N. trochlearis
(Augenbulbusbewegung),
5. N. trigeminus
(Gesichtssensibilität und Kaumuskeln),
6. N. abducens
(Augenbulbusbewegung),
7. N. facialis
(Gesichtsmuskulatur),
8. N. statoakusticus = N. vestibulocochlearis
(Gehör und Gleichgewicht),
9. N. glossopharyngeus
(Schluckakt),
10. N. vagus
(Parasympathische Impulse),
11. N. accesorius
(M. trapezius und M. sternocleidomastoideus),
12. N. hypoglossus
(Zungenbewegung).

Das **vegetative** Nervensystem

ist funktionell unterteilt in den

Sympathicus

und den

Parasympathicus.

Der

Sympathicus

ist

ergotrop

(stellt Energie zur Verfügung)

**erhöht den Blutdruck,
erhöht den Blutzuckerspiegel,
erweitert die Bronchien,
erweitert die Pupille,**

der

Parasympathicus

ist

trophotrop

(füllt die Energievorräte auf)

regt z. B. die **Darmtätigkeit an,**
senkt den **Skelettmuskeltonus,**
verengt die **Pupille.**

Lähmungen:

Periphere Lähmungen
sind
schlaffe Lähmungen.

Sie gehen mit einer
Funktionsstörung
des
Vorderhornneurons,
des
Nerven
oder des
Muskels
einher.

Die
Muskeleigenreflexe
sind
abgeschwächt.

Zentrale Lähmungen
gehen mit
pathologischen Reflexen,
wie z. B. dem
Babinsy-Reflex
einher.

Im Fall einer
Spastik
sind die
Muskeleigenreflexe
verstärkt.

Der
M. Parkinson
ist gekennzeichnet durch

Rigor
(wächserner Widerstand bei passiven Bewegungen),

Tremor
(grobschlägig - Pillendrehertremor)

und

Akinese
(motorische Gebundenheit)
Bewegungen können nicht schnell begonnen oder gestoppt werden.

Es liegt eine
Degeneration
der
Substantia nigra
zugrunde.

M. Alzheimer
ist eine
diffuse Atrophie
der
Hirnrinde.

Sie beginnt
frühestens
ab dem
50. Lebensjahr
und führt zu einer
schweren Demenz

Eine
zerebrale Durchblutungsstörung
heißt
Insult oder Apoplex.

Man unterscheidet eine
Ischämie
(Minderdurchblutung)
und eine
Hirnblutung.

Eine
Ischämie
kündigt sich i. d. R. vorher an
durch
reversible zentrale Lähmungen.
TIA's

Die
Prognose
einer
Ischämie
ist besser als die einer
Hirnblutung.

Risikofaktoren:

Arteriosklerose,
Hypertonus,
Diabetes,
Rauchen
vor allem:
Pille **&** Rauchen.

Bandscheibenvorfall

Die Symptome sind :

Rückenschmerzen, die ins Bein ausstrahlen.

Bei Nervenschäden
ist der
Lasegue positiv
und die
Schmerzen verstärken sich beim
Husten,
Niesen
und
Pressen.

Die
Muskeleigenreflexe
sind
abgeschwächt.

Solche Patienten
zur Abklärung immer zum Arzt schicken!

Störungen peripherer Nerven

Beim Ausfall des
N. radialis
resultiert die

Fallhand,

beim Ausfall des
N. medianus
resultiert die

Schwurhand,

beim Ausfall des
N. ulnaris
resultiert die

Krallenhand.

Endogene Psychosen:

Man unterscheidet die
Cyclothymie
und die
Schizophrenie.

Der Cyclothyme kann
manisch
oder
depressiv
oder
beides im Wechsel sein.

Eine
endogene Depression
ist gekennzeichnet durch das
Morgentief.

Sie kann sich durch die

depressive Verstimmung
bemerkbar machen,
aber auch durch
körperliche,
meist **unklare**
und
vielfältige Beschwerden
(**larvierte** Depression).

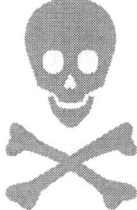

Alle
Depressiven
sind
prinzipiell
selbstmordgefährdet.

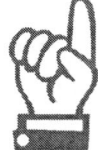

Eine
Schizophrenie
ist gekennzeichnet durch
(Hauptpsymptome nach Bleuler)

**Störungen des Denkens (*Zerfahrenheit*),
Störungen des Affekts (*Ambivalenzen*), sowie
Störungen des Antriebs (*Autismus*).**

Nebensymptome sind:

**Wahn,
Halluzinationen** und
katatone Bewegungsstörungen.

Symptome ersten Ranges nach K. Schneider sind

Ich-Störungen
Gedankeneingebung, Gedankenlautwerden
Wahnwahrnehmung
Stimmenhören in Form von Rede und Gegenrede
Beeinflussungerlebnisse

Symptome **zweiten** Ranges nach K. Schneider sind:

Wahneinfall
Halluzinationen
Gefühlsverarmung
Verstimmung

DERMATOLOGIE

Schuppenflechte (Psoriasis):

Psoriasisphänomene sind:

Das
Kerzenfleckphänomen
(Hautschuppen lassen sich wie Wachs abkratzen)

Das
Phänomen des letzten Häutchens

(die letzte Hautschicht läßt sich
nach dem Abkratzen der Schuppen
wie ein Häutchen abziehen)

Das
Syndrom des blutigen Taus

(es entstehen nach dem Abziehen des letzten Häutchens
kleine Blutpunkte)

und das
Köbner-Phänomen

(an Stellen minimaler Hautverletzung,
z. B. beim Kratzen
entstehen neue Psoriasisherde).

Psoriasis kann auch mit
Nagelveränderungen
und
Gelenkbeteiligungen
(Arthritis)
einhergehen.

Neubildungen auf der Haut:

Ein **Naevus**
ist eine **Fehlverteilung** von **normalem** Hautgewebe,
z. B.
Naevuszell-Naevi (Pigmentmäler).

Präkanzerosen
sind
Keratosen
und
Keratome.

Die
Lentigo maligna
(**M. Dubreuilh**)
ein **In-situ-Karzinom**
(ein Karzinom **bislang ohne Metastasen**)

Dieser
unregelmäßig pigmentierte Fleck
befindet sich
meist auf der
Wangenhaut.

Malignome:

Das **Basaliom**

ist ein **kleines schmerzloses Ulkus,**
meist am **medialen Augenwinkel.**

Das **verhornende Plattenepithelkarzinom**

wächst besonders auf
Haut- und Schleimhautarealen
mit **chronischer Reizung**
(z. B. **Pfeifenraucherkrebs**).

Das maligne Melanom

ist einer der **bösartigsten** Tumoren.

Asymetrie

irreguläre **B**egrenzung

Color
(*Farbveränderungen, unregelmäßige Pigmentierung*)

Durchmesser über 6 mm

weiterhin gehören dazu:

leicht verletzliche Oberfläche
(*blutet leicht*),

keine Haarfollikel im Tumor,

entzündlicher Randsaum
(*Rötung*),

und

Randsatelliten
(***Absiedlungen** in der **näheren Umgebung** um den Primärtumor*).

STICHWORT-
VERZEICHNIS

ARDEA im Internet **http://www.ardea.de**

P

ΛRDEΛ im Internet http://www.ardea.de

ARDEA im Internet **http://www.ardea.de**

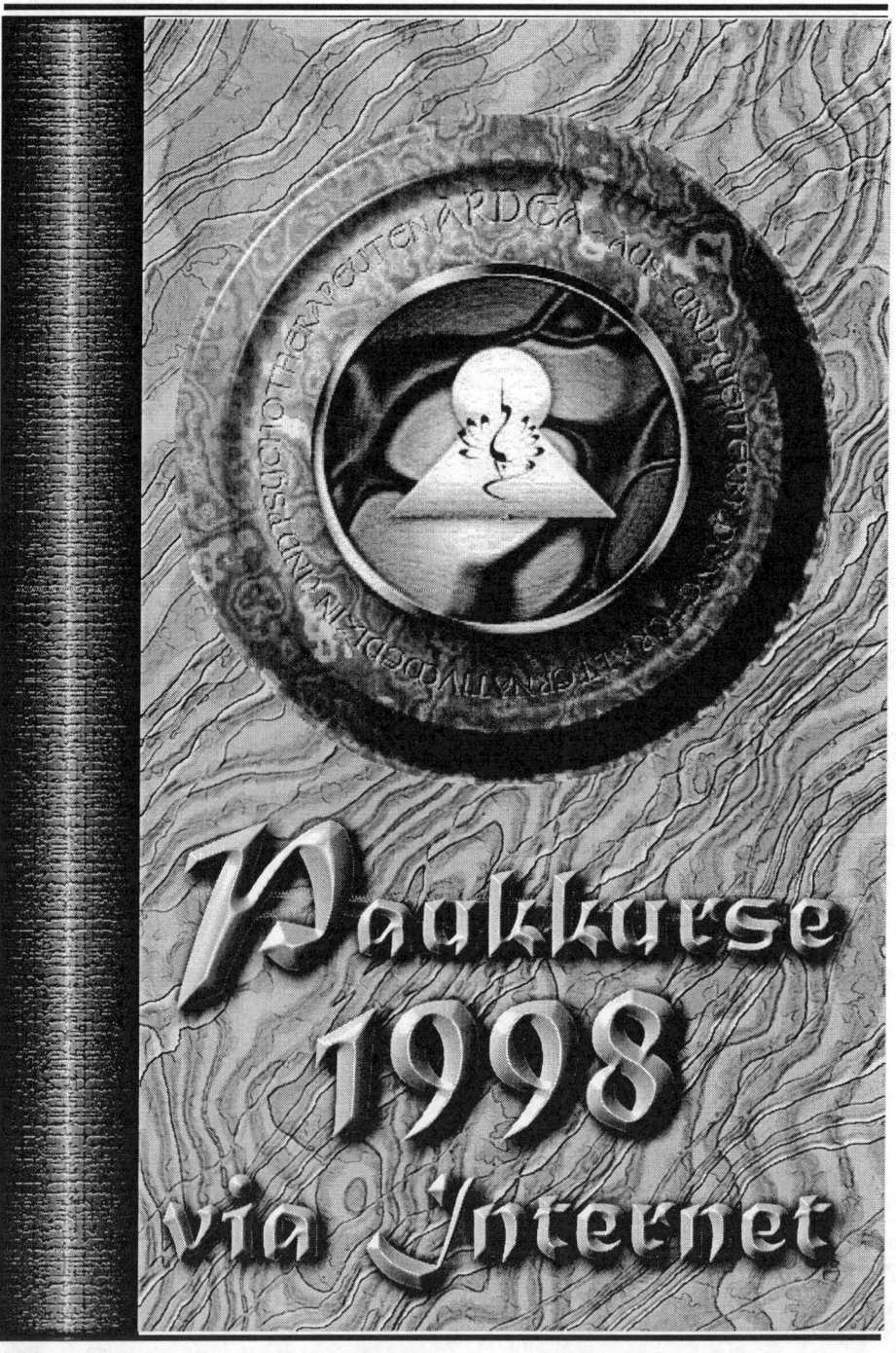

Nachdem die Printmedien (Prospekte) sich in der Vergangenheit als viel zu schwerfällig und zu unflexibel erwiesen haben, möchten wir in Zukunft, bei unserem Infomaterial, weg vom Papier und hin zur elektronischen Publikation - dem **Internet**. Einige unserer Leserinnen und Leser kennen unsere Internetadresse ja bereits bestens. Wer Sie noch nicht kennt, sollte doch mal die Gelegenheit nutzen, auf einer Messe, im Computergeschäft (*wo die Dinger fast Tag und Nacht zu Demozwecken laufen*) oder in einer Uni, öffentlichen Einrichtung etc. bei uns reinzuschaun.

Warum jetzt auf einmal Internet? Nun, die Idee ist entstanden, als wir wieder einmal das leidige Problem der Kursorganisation hatten. Wie üblich - immer, wenn es kurzfristig ist, ist niemand zu erreichen. Post dauert zu lange - Fax hat nicht jeder und ans Telefon geht sowieso grade keiner (*keine Sorge - das Thema Anrufbeantworter können Sie dann auch vergessen - nicht eingeschaltet, das Band ist voll etc. - wenn schon, dann geht meist alles schief*). Wir konnten also weder Dozenten, noch Kursteilnehmer kurzfristig informieren.

Parallel dazu war unser Verlagsprospekt, wie inzwischen üblich, bereits veraltet als ich ihn frisch aus der Druckerei bekam.

Irgendwie hat sich alles zusammengestaut. Durch Zufall bin ich dann auf der letzten Buchmesse an den Stand der Telekom geraten und da hat sich dann die Idee festgesetzt - das könnte eine Lösung sein!

Gesagt - getan - heute haben wir unseren eigenen Internetzugang und ich weiß bald nicht mehr, wie ich vorher - in den dunklen Tagen - zurechtgekommen bin.

Es gibt hier die Möglichkeit Leute zu "sprechen", die Sie telefonisch schon lange nicht mehr erreichen, Informationen zu finden, an die Sie gar nicht mehr geglaubt haben.

Als kleine Anektode sei erwähnt, daß Frau Dr. Rommelfanger bei Ihrer Suche sogar auf original chinesiche Veröffentlichungen (in chinesischer Schrift) stieß. Gut gut, leider sprechen wir kein chinesisch und so konnte in dem Fall niemand damit etwas anfangen, aber suchen Sie doch mal unter "Orgon" oder "Akupunktur" oder "Kinesiologie" oder, oder, oder und Sie werden sehen, wieviel Informationsmaterial hier gerade auf Sie wartet.

Wir können Sie hier kurzfristig informieren, egal ob Sie in Berlin, Frankfurt oder Etzelsreuth wohnen. Sie holen sich mit einem Mausklick alle Information, die Sie brauchen und wir können Sie kurzfristigst informieren. Sie fragen per E-mail (so heißt eine elektronischer Brief) bei uns an - wir können den Brief beantworten, wenn wir auch die Zeit haben - im Gegensatz zu einem Telefonat (wann hat ein Anruf mal nicht gerade gestört) - wir schicken Ihnen die E-mail an Ihre Adresse - und Sie lesen die Post, wiederum, wann es Ihnen paßt. Sie sehen, das ist die Möglichkeit Leute zu belästigen, ohne sie zu belästigen.

Dadurch werden für uns Träume wahr. So konnen wir z. B. bereits eine Datenbank aufbauen und ins Netz stellen, über die Prüfungsgewohnheiten der Gesundheitsämter.

Wartezeiten, Kosten, ob "zentralisierte" Prüfungsordnung oder noch die "alte", ja sogar Prüfungsschwer-punkte können wir erfassen - für die Richtigkeit sind wir natürlich auf die objektivität der Schüler angewiesen.

Oder, Sie können Fragen stellen, **die Ihnen sogar von Frau Dr. Rommelfanger selbst beantwortet werden.** *Wenn Sie je versucht haben sie selbst zu sprechen, werden Sie ja selbst wissen, wieviel Glück dazu nötig ist.*

Fragen, die immer wieder gestellt werden, werden auf einer besonderen Seite (FAQ) beantwortet, so daß Sie vielleicht die Antwort schon vorliegen haben, bevor Sie uns die Frage stellen.

Ich hoffe, ich habe Ihre Aufmerksamkeit bis zu diesem Punkt gelenkt und es war mir möglich auch in Ihnen ein wenig Appetit aufs Netz zu wecken, damit wir uns bald im Netz sehen.

Wir werden diesen Informationsweg in Zukunft sicher noch stärker ausweiten, da es einfach eine fantastische Möglichkeit ist, trotz ständig wachsendem Arbeitspensums, noch mit Ihnen zu kommunizieren.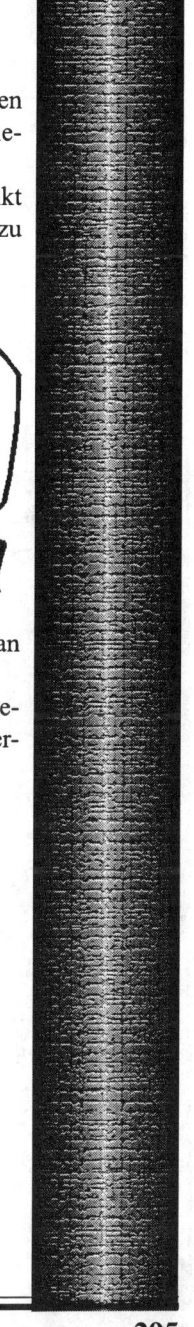

Wir sind natürlich, ebenso wie Sie, an allem interessiert, was im Zusammenhang mit den Prüfungen oder mit Ihrer Ausbildung steht, deshalb unsere Bitte an Sie: teilen Sie uns doch mit, was Ihnen so widerfährt - am besten als E-mail an unsere Adresse **ardea@mon.de**.

Das können die Durchfallquoten der einzelnen Prüfungen, Prüfungsgebühren u. ä. sein. Wir bauen hier ein Forum auf, wo auch Sie sich jederzeit mit den aktuellsten Informationen versorgen können.

... also surfen Sie doch mal rein ...

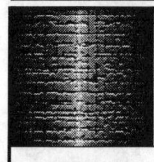

für
die
Heilpraktikerprüfung

HERZ/KREISLAUF

VORKLINIK

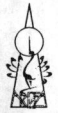

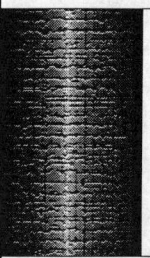

Herz/Kreislauf - Vorklinik

Das fängt ja schon mal gut an!
Herz/Kreislaufsystem - soweit müßte eigentlich alles klar sein! - oder???

Mal ganz im Ernst - wenn hier schon Probleme auftauchen, dann sollten Sie von Ihrem Prüfungszeitpunkt noch ein gutes Stück entfernt sein.

... aber **Vorklinik** - was soll das nun wieder?

Nun, ganz einfach: Wir bemühen uns doch alle um eine ernsthafte Ausbildung - nicht nur um eben mit Mühe und Not über die Prüfungsklippen zu rutschen. Deshalb haben wir uns auch bei unseren Büchern an der medizinischen Ausbildung orientiert.
Im vorklinischen Teil lernen Sie also das **Basiswissen**, das Grundgerüst, das Sie später, zum Begreifen der Erkrankungen, bitter nötig haben.
Explizit also solche Gebiete wie **Anatomie/ Physiologie**.

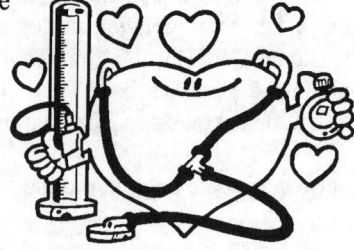

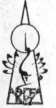

Herz/Kreislauf - Klinik

Nachdem Sie also mit dem Vorklinikband bestens gerüstet sind, werden Sie hier mit den schädlichen Auswirkungen der Ausfallserscheinungen und pathologischen Zuständen konfrontiert. **Wenn Sie gut aufgepaßt haben**, dann werden Sie alle klinischen Erscheinungen **verstehen** und auch **erklären** können.
Das ist der große Vorteil, daß Sie dann begriffen haben und keine Fakten auswendig lernen müsse - *im Ernst, später in der Praxis sind Sie eh aufgeschmissen, wenn Ihnen in der vorklinischen Ausbildung Lücken geblieben sind.*

Gesetzeskunde

Damit Sie auch **in Ihrem eigenen Interesse** Ihren gesetzlichen Spielraum kennen und Ihren **Schutz**, bzw. um Ihre **Verantwortlichkeit** auch wissen, gibt es so schöne Themen wie die Gesetzeskunde.
Normalerweise ein extrem trockener Stoff, der aber trotzdem sehr interessant sein kann. Leider sind die Juristen offensichtlich alles furchtbar komplizierte Wesen mit einem sehr spärlichen Sinn für Humor. Damit Sie trotzdem am Schatz unserer Gesetzgebung teilnehmen können, ohne gleich zu verstauben, haben wir einen Band mit 100 Fragen - die Lektüre lohnt sich wirklich!

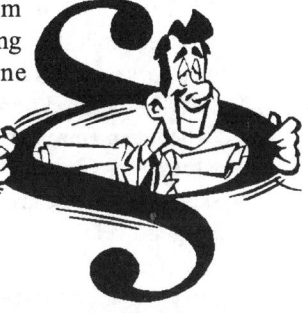

Mikrobiologie
Hygiene

Das ist ein Thema, das Ihnen später immer wieder in Ihrer eigenen Praxis begegnen wird.
Als Stichwort genügt wohl **Sterilisation, Desinfektion**. Doch damit ist das Thema natürlich noch lange nicht erschöpft - *im Gegensatz zu Ihnen, was?*
Sie werden zwar schon lange den Verdacht haben, daß wir im Auftrag der Amtsärzte arbeiten, aber wir können Sie beruhigen. Die Wichtigkeit solcher Themen ist einfach das Resultat so manchen Praxisalltags. Wenn Sie die ganze Praxis einschließlich des Therapeuten mit Desinfektionsmittel eingeweicht haben, sehen Sie die Thematik in ganz anderem Licht!
Also - es betrifft nicht nur den Schutz der Bevölkerung, sondern auch den Schutz des **Behandlers**.

In diese Rubrik fällt auch unser nächster Band ...

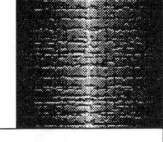

Dr. med. P. Rommelfanger

Amtsarztfragen

für
die
Heilpraktikerprüfung

GESETZESKUNDE

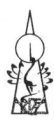

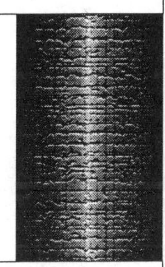

Dr. med. P. Rommelfanger

Amtsarztfragen

für
die
Heilpraktikerprüfung

MIKROBIOLOGIE
HYGIENE

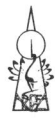

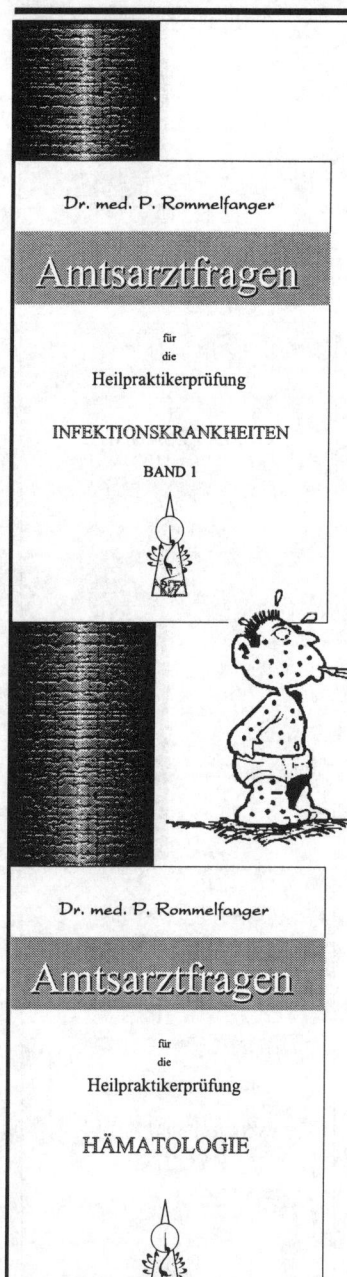

Dr. med. P. Rommelfanger

Amtsarztfragen

für
die
Heilpraktikerprüfung

INFEKTIONSKRANKHEITEN

BAND 1

Infektionskrankheiten Band 1

Wenn Sie hierin eine Schikane sehen, um Sie bei der Prüfung zu zwiebeln, dann sollten Sie sich einmal den Film "Outbreak" ansehen. Die sonstige Rahmenhandlung einmal außer Acht lassend, macht es einem erschreckend deutlich, wie sehr wir darauf angewiesen sind, daß Infektionskrankheiten rechtzeitig genug gemeldet werden. Einer Meldung geht aber in erster Linie auch ein Erkennen der Erkrankung voraus - und da sind die Behandler gefordert!

Auch wenn es nicht immer gleich die tödlichen Formen sind (*so ähnliche Erkrankungen wie im Film gibt es übrigens!*) - die Infektionskrankheiten kommen im Zuge des heutigen Tourismus aus den entlegensten Provinzen direkt vor unsere Haustüre und es gilt heute stärker denn je - je früher der Behandler erkennt, daß irgendwelche Symptome hinweisen auf eine Infektionskrankheit, desto größer sind die Chancen zu helfen und vor allem zu schützen.

Dr. med. P. Rommelfanger

Amtsarztfragen

für
die
Heilpraktikerprüfung

HÄMATOLOGIE

Hämatologie

Daß das Thema Blut schon immer die Gemüter bewegt hat und nicht nur literarische und filmische Beachtung findet, ist ja wohl nicht neu - Blut ist eben ein besonderer Saft.

Schon die Säftelehre unserer (*geistigen*) Altvorderen hat die Zusammenhänge zwischen körperlichen Wohlbefinden und dem Fluß unserer "Körpersäfte" entsprechend gewürdigt.

Dank des technischen Fortschritts haben wir heute Labors, in denen das Blut ein paar Eigenschaften mehr hat, als einfach nur rot zu sein.

*Wissen Sie eigentlich noch **warum** es rot ist?*

Notfallmedizin

Na, da sind wir ja schon bei einem heißen Thema! Es gibt anscheinend Leute, die sind der Meinung, der HP sei eh kein Mediziner, 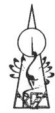 folglich braucht ihn das Thema auch nicht zu tangieren - und überhaupt, wozu gibt's schließlich den Notarzt?

Also zum einen ist dies ein Thema, das jedermann intus haben sollte, zum anderen natürlich speziell jeder Behandler.

Wer jemals eine Therapieform in Erwägung zieht, für die es **Kontrainikationen** gibt, der muß sich auf jeden Fall im Klaren sein, was er zu tun hat, wenn sich der Ernstfall einstellt!

Dies ist im Gesetz als Sorgfaltspflicht aufgeführt.

Preisfrage: Welche Therapie kennt keine Kontraindikation?

Zum leidigen Thema "**Notfallmedikamente**" das im Augenblick recht Furore macht sei angemerkt, daß die Aushändigung an HP's den zuständigen Gesundheitsämtern freigestellt ist - definitive Situation!

Mehr Auskünfte und Diskussionspunkte auf unserer FAQ Seite im Internet - Sie sehen, es gibt eine ganze Reihe an Gründen ....

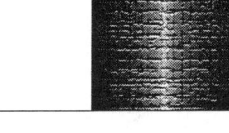

Dr. med. P. Rommelfanger

Amtsarztfragen

für
die
Heilpraktikerprüfung

Notfallmedizin

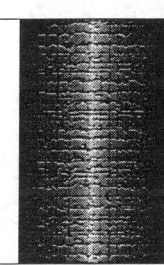

Hormonsystem

Es sind nicht nur solche Diskussionspunkte wie die Notfallmedikamente, die uns zum rotieren bringen.

An vorderster Stelle steht natürlich unser Hormonsystem. Es steuert uns ja das ganze Jahr, Tag und Nacht - nicht nur, wenn uns der Hafer sticht.

Ein essentielles Thema für die "wie geht das eigentlich ...?"-Ecke.

Dr. med. P. Rommelfanger

Amtsarztfragen

für
die
Heilpraktikerprüfung

HORMONSYSTEM

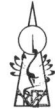

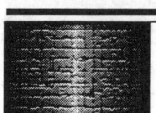

Dr. med. P. Rommelfanger

Amtsarztfragen

für
die
Heilpraktikerprüfung

IMMUNOLOGIE

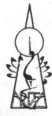

Immunologie

Und schon sind wir bei einem absoluten Pflichtthema der **Alternativmediziner.**

Stimmulieren Sie Ihr Abwehrsystem - wer kennt nicht die Schlagzeilen und Parolen? Was für den Fußball-profi Tag und Nacht seine Gültigkeit hat - gilt das auch für den Rest der Menschheit??

Wenn Sie wissen, wie unser Abwehrsystem aufgebaut ist, wann eine Stimulation sinnvoll ist - und noch wichtiger, wann sie kontraindiziert ist, sollten Sie in diesem Band besonders gut abschneiden.

Wenn nicht, dann sollten Sie schleunigst Ihre Nase in die Bücher stecken, damit Sie in diesem Band gut abschneiden - Ihre Patienten werden es Ihnen danken.

Differentialdiagnose Band 1

Gerade bei diesem Band haben wir extrem viele Nachfragen nach den Folgebänden.

Kein Wunder - schließlich ist die Differentialdiagnose erst das Salz in der Suppe des Therapeuten.

Spielen Sie doch einmal Dr. Watson - dann können Sie sich hier als Spürhund erweisen und wie weiland Sherlock Holmes den Symptomen folgen um den Übeltäter zu isolieren und dingfest zu machen. Das Beste dabei ist, es macht echt Spaß. Wer

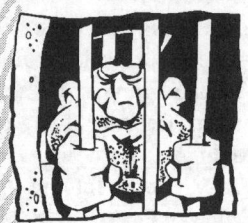

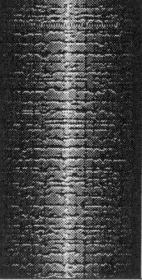

Dr. med. P. Rommelfanger

Amtsarztfragen

für
die
Heilpraktikerprüfung

DIFFERENTIAL-
DIAGNOSE
Band 1

einmal unsere **Differentialdiagnosewochenenden** mitgemacht hat, der wird dies bestätigen.

Wie - Sie wissen nicht, was es damit auf sich hat?

Kaum zu glauben, aber wenn Sie meinen - also Frau Dr. Rommelfanger bietet an zwei Tagen buchstäblich von früh bis spät Patientenfälle an, mit denen Sie Ihr differentialdiagnostisches Geschick schulen können - wichtig vor allem für die "mündliche" und natürlich die Praxis. Schauen Sie die Termine am besten auf unserer Internetseite nach ▥➡ HP's ▥➡ Paukkurse

Vademecum für die Heilpraktikerprüfung

Unser Klassiker an sich.

Wohl kein Band unserer Reihe hat so viele Liebhaber gefunden, wie unser Vademecum. Es ist jedesmal eine Freude zu sehen, mit wieviel Hingabe und Begeisterung die Schüler Ihr eigenes Vademecum schaffen. Die Bücher werden offensichtlich wirklich bei jeder Gelegenheit mitgenommen - sei's zum Baden an den Strand, sei's beim Essen, in der Straßenbahn oder zum Abenteuerurlaub in die Regenwälder Indiens.

Weil wir uns natürlich freuen, daß unsere Idee so gut angekommen ist, hier ein kleines "Dankeschön" an unsere hartgesottenen Fans:

Wie Sie vielleicht schon gehört haben (Internet???) haben wir 1998 unser "Erstes alternativmedizinisches Symposium" in Fürth. Das Symposium dauert zwei Tage und bietet Vorträge und die Gelegenheit Workshops mitzumachen. Die zwei Tage Vorträge sollen ca. 80 .-DM kosten. Für unsere Fans gilt: wenn Sie Ihr Vademecum mitbringen, zahlen Sie 20.- DM weniger!

Das Angebot gilt für HP's und Psychotherapeuten (und natürlich für die Anwärter).

Für alle Newcomer, die unser Vademecum noch nicht kennen: Es ist unser ultimatives Paukkompendium, in dem der prüfungsrelevante Stoff stichpunktartig zusammengefaßt ist - in genau den Formulierungen, die der Amtsarzt von Ihnen hören will.

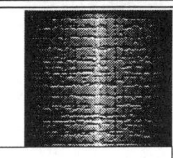

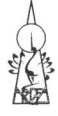

Dr. med. P. Rommelfanger

VADEMECUM

für
die
Heilpraktikerprüfung

Verdauungssystem Vorklinik

Was es mit dem "Vorklinik" auf sich hat, sollte Ihnen ja noch vom Herz/Kreislaufsystem her geläufig sein - *wenn nicht, gehen Sie zurück zum Start, gehen Sie nicht über "LOS" und kassieren Sie keine 100.-MM (Monopoly-Mark natürlich).*

Falls Sie sich die Mühe sparen wollen - es geht hier um unser Verdauungssystem und die Frage(n):

"Wie funktioniert das eigentlich ... "

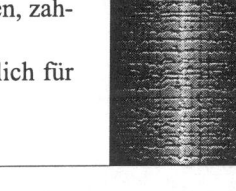

Dr. med. P. Rommelfanger

Amtsarztfragen

für
die
Heilpraktikerprüfung

VERDAUUNGSSYSTEM

VORKLINIK

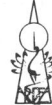

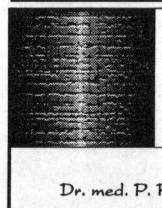

Dr. med. P. Rommelfanger

Amtsarztfragen

für
die
Heilpraktikerprüfung

VERDAUUNGSSYSTEM
KLINIK

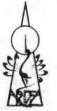

Verdauungssystem Klinik

... während hier wohl die Frage angebracht ist:"Was hat hier **nicht** funktioniert?"

Im Extremfall stellt die Frage der Pathologe, doch damit es nicht soweit kommt, haben Sie ja schließlich bei der Vorklinik besonders gut aufgepaßt.

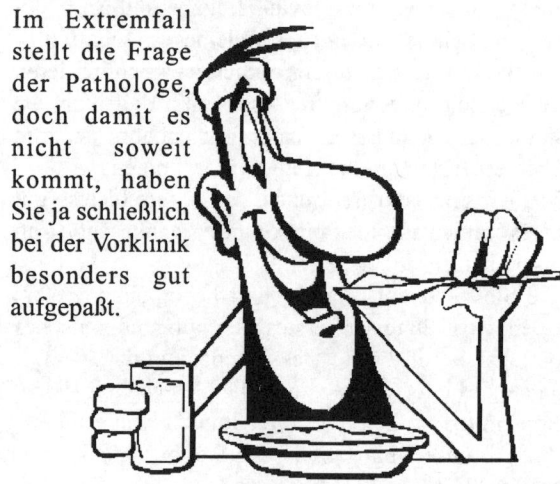

Dr. med. P. Rommelfanger

Amtsarztfragen

für
die
Heilpraktikerprüfung

STOFFWECHSEL

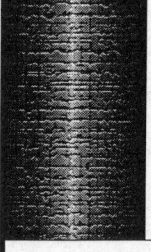

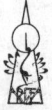

Stoffwechsel

... und weil wir schon so schön beim Thema sind, gibt's den Stoffwechsel gleich hinterher.

Was wäre denn auch die beste Verdauung ohne den Stoffwechsel? Wir betreten mit dem Band den Bereich jenseits der Futterluke. Alles, was also zwischen dem appetitlichen Steak, Vollkornbrot, oder Sahnestückchen (ich hoffe, ich habe niemanden vergessen) und seiner recycling-fähigen Bio-endstufe liegt, fällt wohl in diesen Bereich - nur, daß es hier noch mehr ins Detail geht.

Damit also Ihre Lücken geschlossen werden, was die Maschine Mensch am Laufen hält ...

Niere

Ja, ja, das Thema kann einen auch ganz schön zum Laufen bringen. Besonders denkwürdig sind dann die Momente, in denen man nicht so kann, wie man möchte - oder schlimmer noch - müßte. Andere dagegen wären froh, wenn Sie noch so könnten - *Sie sehen, man kann's nicht jedem recht machen.* Mit diesem Band sind wir den vielen Anfragen nachgekommen, die sich bei uns gehäuft haben. Überraschenderweise für uns - schließlich, wenn Sie das einmal gut und verständlich von Ihren Dozenten gehört haben, sollte zumindestens das Stoffgebiet erschöpft sein.

Weil das Thema aber offensichtlich recht weitverbreitet ist (und auch recht gern gefragt wird), war es uns einen dicken Band mit 100 Fragen wert. Jetzt sollten Ihnen also auch 100 richtige Antworten einfallen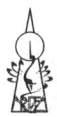

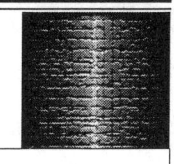

Dr. med. P. Rommelfanger

Amtsarztfragen

für
die
Heilpraktikerprüfung

NIERE

Nervensystem Klinik

Im Gegensatz zu einer Pralinenschachtel, bei der man bekanntlich nicht weiß, was sie enthält, ist wohl klar, was der "Klinikband" unseres Nervensystems enthält. 100 ausgesuchte Fragen zu Ihrem persönlichen und intelektuellen Vergnügen aufbereitet und kommentiert von Frau Dr. Rommelfanger, die hier endlich einmal Gelegenheit hatte Ihrem Steckenpferd gehörig die Sporen zu geben.

Sie werden wohl selten Gelegenheit haben gerade zu diesem Thema soviel geistvollen und kompetenten Kommentar zu lesen.

Vielleicht sind Sie nach der Lektüre ebenfalls vom "infektiösen Nervenfieber" befallen - ob Sie dann aber auch meldepflichtig sind sollten Sie selbst am Besten wissen - *wenn nicht, gehen Sie zurück zu den Infektionskrankheiten, ziehen Sie eine rote Karte und warten im Ereignisfach unter "verschiedenes"!*

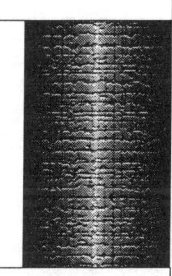

Dr. med. P. Rommelfanger

Amtsarztfragen

für
die
Heilpraktikerprüfung

NERVENSYSTEM
KLINIK

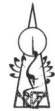

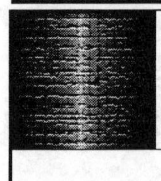

für
die
Heilpraktikerprüfung

NERVENSYSTEM
VORKLINIK

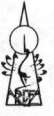

Nervensystem Vorklinik

Mmmmh ... 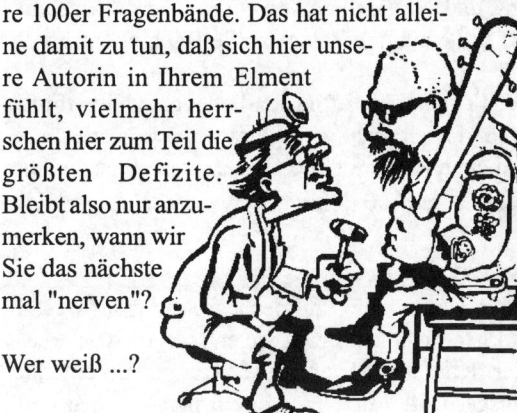 des Lebens Würze für den einen und das Salz in der Prüfungssuppe überhaupt.
Wer erst mal auf den Geschmack gekommen ist, der weiß wovon wir sprechen.
Bei der Fülle des Stoffes und der Besonderheit der Materie, stellen wir hier erst mal einen Band mit 80 "nervigen" Fragen vor, es wird auf jeden Fall einen Folgeband geben. Sie sehen ja selbst, wenn Sie den Band haben, daß er fast noch dicker geworden ist, als unsere 100er Fragenbände. Das hat nicht alleine damit zu tun, daß sich hier unsere Autorin in Ihrem Elment fühlt, vielmehr herrschen hier zum Teil die größten Defizite. Bleibt also nur anzumerken, wann wir Sie das nächste mal "nerven"?

Wer weiß ...?

Dr. med. P. Rommelfanger

Amtsarztfragen

für
die
Heilpraktikerprüfung

PSYCHIATRIE

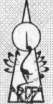

Psychiatrie

... und weil wir schon dabei waren, haben wir die Überschneidung beider Fakultäten (*der Heilpraktiker und der Psychotherapeuten*) benutzt und einen Band herausgebracht, der **in beiden** Fachrichtungen geprüft wird.
Zum einen hat es schon genügend Prüfungen gegeben, in denen hier ein echter Schwerpunkt war, zum anderen, ahnt man ja gar nicht, was so alles im ganz normalen Praxisalltag auf einen zukommt.
Damit also aus der subjektiven Meise eine objektive und kompetente Diagnose wird ..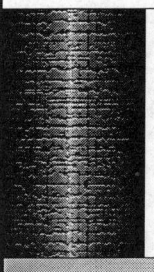

Bewegungsapparat

... schon wieder so ein "na endlich..." - Band. Dieses Fachgebiet hat auch uns ganz schön in Bewegung gehalten. Damit wir das Thema überhaupt schnell genug zur Prüfungsvorbereitung behandeln konnten und damit Sie sich auf dieses Fach überhaupt vorbereiten können, haben wir hier einen Band mit 50 Fragen herausgebracht.

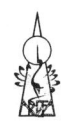

....
Ja, ja, ich sehe Sie schon vor mir mit diesem glitzernden Fragezeichen in den Augen. Warum nicht 100 Fragen, warum heißt das nicht Band 1 etc.
Also, wenn ich jetzt Band 1 sage, habe ich morgen die Bestellungen für Band 2 auf dem Tisch liegen. Das ist für beide Seiten lästig und schafft einfach zuviel Verwirrung. Wenn Frau Dr. Rommelfanger mal wieder ruhige 5 Minuten hat, wird es eben "ganz überraschend" einen 2. Band geben - Material haben wir auf jeden Fall genug.
Die andere Alternative mit den 100 Fragen ist leider etwas unrealistisch. Wir legen uns dann, von der Produktionsseite auf einen Zeitraum fest, der halt auch von anderen Fachrichtungen benötigt wird. Deshalb lieber hier eine Lösung, die Ihnen bei dem Gebiet auf jeden Fall durch die Prüfung hilft. Unser Produktionspensum lag bei monatlich einem Buch und jetzt ...?
Das sind eben die Kompromisse an den Alltag.

Atmungsorgane

Wenn Sie wissen wollen, ob es nur daran liegt, daß sich Ihre Praxis im 5. Stock befindet, oder ob es doch vielleicht noch eine andere Erklärung gibt, warum Ihre Patienten immer so kurzatmig sind, dann können Sie hier Ihr Prüfungswissen auf Vordermann bringen. 50 Fragen, sozusagen "aus der Luft gegriffen", damit Ihnen in der Prüfung nicht die Puste ausgeht.

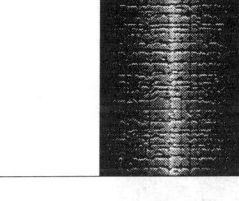

Dr. med. P. Rommelfanger

Amtsarztfragen

für
die
Heilpraktikerprüfung

Bewegungsapparat

Dr. med. P. Rommelfanger

Amtsarztfragen

für
die
Heilpraktikerprüfung

ATMUNGSORGANE

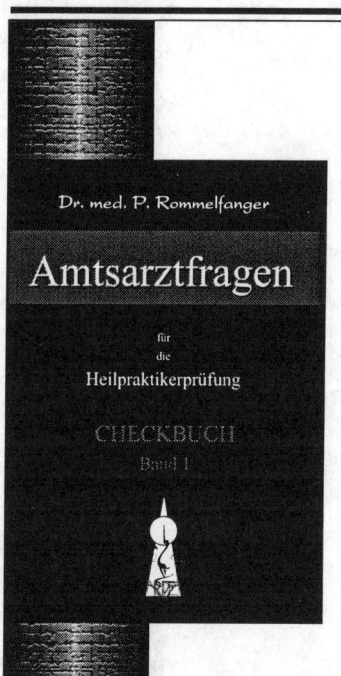

Dr. med. P. Rommelfanger

Amtsarztfragen

für
die
Heilpraktikerprüfung

CHECKBUCH
Band 1

Checkbuch Band 1

Der einzige Nachteil unserer Bücher ist, daß Sie beim durcharbeiten die Antwort auf **ein Stoffgebiet** einschränken können. Einen echten Stand, wie weit Sie fit sind für die Prüfung, konnten Sie so nicht feststellen.

Das hat jetzt ein Ende!

Hier ist also ein Band mit 4 simulierten Prüfungen, gesammelt aus allen Bänden, die zu diesem Zeitpunkt auf dem Markt waren, aufbereitet gemäß der **zentralisierten Prüfungsordnung** mit ...

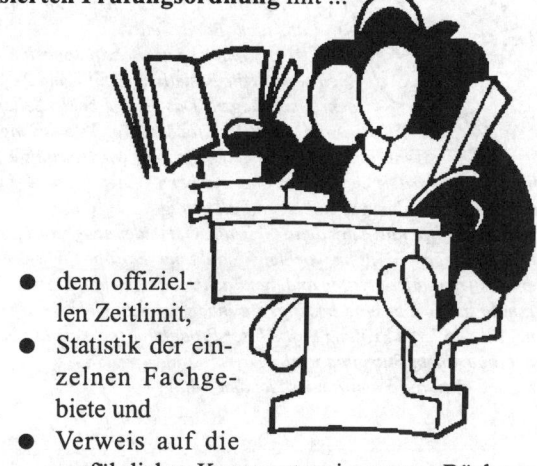

- dem offiziellen Zeitlimit,
- Statistik der einzelnen Fachgebiete und
- Verweis auf die ausführlichen Kommentare in unseren Büchern.

Anhand des **Auswertungsteils** können Sie Ihre eigene Statistik aufstellen und Wissenslücken gezielt angehen.
Weitere Bände sind in Vorbereitung ...

Vademecum für die Psychotherapeutenprüfung

Damit es nicht heißt, wir lassen die "**naturheilkundlichen Psychotherapeuten im Sinne des Heilpraktikergesetzes**" zu kurz kommen, haben wir uns an die Arbeit gemacht den Stoff auch für die Psychotherapeuten zusammenzustellen, den Sie für Ihre Prüfung brauchen.

Ist schon bei den HP's die allgemeine und besondere Handhabung der Bestimmungen oft die reinste Nebel(grau)zone, so ist es hier noch schlimmer, weshalb wir auch glauben, daß hier ein Vademecum noch dringlicher war. Nachdem hier auch viel ausgebildet wird ohne fachlichen Hintergrund, gibt Ihnen der Band wenigstens einen (blau-)roten Faden als Orientierung in die Hand.

Dieser Band stellt also das abolute Basic dar - der Inhalt sollte demgemäß auch im bewußtseinsgetrübten Zustand sitzen. **Unbedingt auswendig lernen!!**

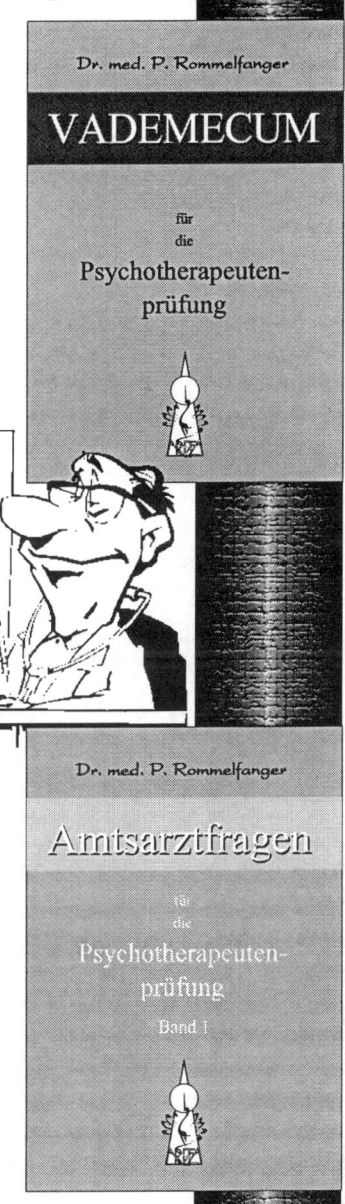

Amtsarztfragen für die Psychotherapeutenprüfung Band 1

Na, endlich!!! So leid es uns tut, dieser Band hat gedauert. Einmal waren bisher einfach zu wenig Prüfungen durchgeführt worden, um hier schon von prüfungsrelevanten Fragen zu sprechen.

Zum Zweiten hatten wir natürlich, dadurch bedingt; auch einfach bisher sehr wenig Material.

Der dritte Punkt ist, daß hier natürlich die Interpretationsmöglichkeiten bei der Beantwortung entsprechend groß sind. *Wenn ich alleine daran denke, durch welche Wälzer sich unsere arme Frau Dr. durchgebissen hat, um speziell für den zweiten Band, der im Augenblick in Arbeit ist, gesetzlich relevante Antworten zum Unterbringungsgesetz zu finden ...*

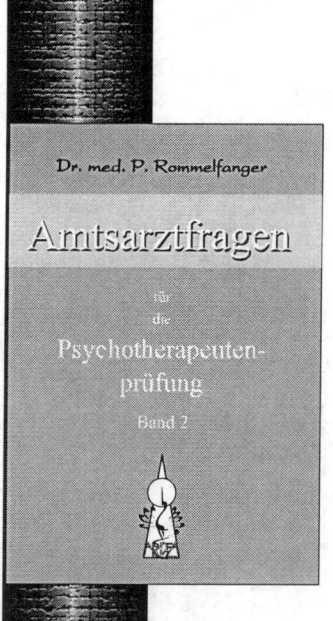

Dr. med. P. Rommelfanger

Amtsarztfragen

für
die

Psychotherapeuten-
prüfung

Band 2

Amtsarztfragen für die Psychotherapeutenprüfung Band 2

Dafür haben wir hier gute Nachrichten.

Es wird als nächstes einen 2. Band der Prüfungsfragen für die Psychotherpeuten geben.

"Na, das wäre jetzt aber nicht nötig gewesen" oder "warum gibt's nicht statt dessen ...?", so höre ich vereinzelte Stimmen hauptsächlich aus dem Lager der Heilpraktiker. Für uns wäre es auch einfacher gewesen, Ihnen weitere Bände aus Ihrer Fachrichtung aufzulegen - denken Sie alleine an die Folgebände zu den Themen, die schon so vielversprechend mit Band X .. anfangen.

Aber ... die letzte Prüfung bei den HP's hat uns deutlich gezeigt, daß man sich an oberster Stelle daran erinnert, **daß der Heilpraktiker berechtigt ist, psychotherapeutisch tätig zu sein.**

Da ist es nicht mehr als recht und billig, daß sich das auch im Prüfungsstoff niederschlägt.

Das ist also der Blickwinkel aus der Sicht der Heilpraktiker.

Darüberhinaus sollten wir uns, aus einer gewissen Kollegenschaft heraus, verbunden und solidarisch fühlen. Die Prüfungen sind, besonders in Hinblick auf die Ausbildung, ...schwer und es gibt einfach keine vernünftige Schützenhilfe. Deshalb ...

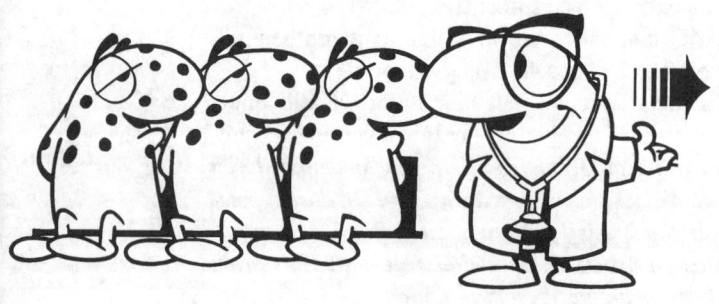

Laborwerte

Die Liste wäre nicht komplett ohne unsere Laborwertkarten.

Leider ebenfalls ohne Abbildung - aber trösten Sie sich - es gibt hier nichts, was man Ihnen nicht auch beschreiben kann.

Wir, das heißt Frau Dr. Rommelfanger, haben Ihnen die wichtigsten Laborwerte auf eine Karte gedruckt. So weit - so gut. Damit Sie die Karte aber auch im Praxiseinsatz verwenden können, haben wir die Karten (in Handarbeit) **eingeschweißt**.

Das war aufwendig, aber dafür können Sie jetzt lokker Ihren Kaffee damit umrühren.

Poster der Infektionskrankheiten

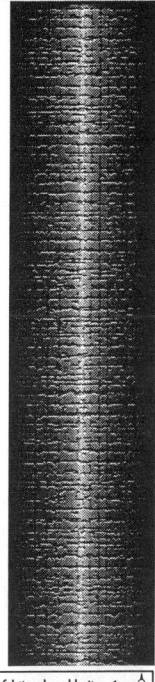

Viel hilft Sie Ihnen nicht, die Abbildung der Poster, resp. eines Posters, aber Sie kennen uns ja - was wir machen ist einfach gut.

Damit Sie trotzdem nicht ohne vorherige Information die Poster bestellen müssen, hier eine Kurzfassung:

Wir haben die ganzen Prüfungsrelevanten Infektionskrankheiten aufgeteilt nach der Meldepflicht:

- Verdacht, Erkrankung und Tod,
- Erkrankung und Tod
- Tod, § 45 Geschlechtskrankheiten

Sie sehen, wir bringen System in die Lernerei. Damit Sie sich auch optisch eine Leitlinie aufbauen, haben wir die Postern mit kleinen, oft auch lustigen Ikonen (Icons - Bildelementen) gespickt. Sie finden auf den Postern alle Prüfungsrelevanten Angaben wie Überträger, Inkubationszeit etc.

Hier **müssen wir** als einzige Ausnahme das Porto mit 6,10 DM berechnen - in eine Verpackung gehen aber bis zu 6 Poster!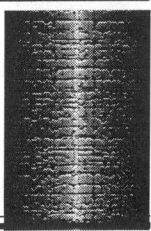